메르디안 아로마 테라피

저자 약력

김혜균 우송대학교 뷰티디자인학과
박수정 청남하이스파 대표 이사
윤은재 중부대학교 미용분장학과
임양이 대덕대학교 뷰티과

메르디안 아로마 테라피

2014년 3월 2일 초판 인쇄
2014년 3월 5일 초판 발행

저 자 김혜균·박수정·윤은재·임양이
발 행 인 조규백
발 행 처 도서출판 구민사
(150-034) 서울특별시 영등포구 문래로 187, 604(영등포동4가, 동서빌딩)
전 화 02.701.7421~2
팩 스 02.3273.9642
홈페이지 www.kuhminsa.co.kr
등 록 제14-29호(1980년 2월 4일)
ISBN 978-89-7074-879-5 93150
값 22,000원

메르디안 아로마 테라피

김혜균·박수정·윤은재·임양이

구민사
Technology Computer
www.kuhminsa.co.kr

머리말

융복합화 되어가는 지식기반의 뷰티디자인 확산을 보다 가치 있게 전하고자. 다양한 방면에서 여러 연구와 노력이 이루어지고 있습니다.

이 책은 전통 메르디안 아로마 테라피의 학문적 · 교육적 자리매김을 위하여 제작되었으며, 그 중 동양적 측면에서 바라본 이론정립이라 그 가치가 더 있다 하겠습니다.

세계 각국의 메르디안 아로마 테라피의 이론적 고찰을 필두로 보다 다양한 정보를 담고자 노력하였으며, 현재 각광받고 있는 동양의 메르디안 아로마 테라피의 특징과 종류 등을 세분화하여 알기 쉽게 정리하였습니다. 또한 현재 산업 현장에서 활발하게 활동하고 계신 연구자와 함께 보다 실용적인 이론과 기술을 담아 본 교재가 학문적 접근에만 그치지 않고 산업현장에 직접 쓰일 수 있는 교재로써 그 가치를 다할 수 있도록 최선을 다하였습니다.

이번 메르디안 아로마 테라피 교재를 통해 각 대학에서 진행되는 메르디안 아로마 테라피의 이론 정립과 가치가 함께 잘 전달되기를 희망하며, 또한 산업현장과의 교류로 만들어진 이번 교재의 그 실용적 가치가 더욱 빛나기를 희망합니다.

이번 교재가 나오기까지 그 원동력이 되어준 여러 교수님들과 제자 여러분께 감사드리며, 실무에서 도움주신 도서출판 구민사 가족 여러분께도 감사의 마음을 전합니다.

감사합니다.

2014. 2. 저자 일동

Contents

제2장 메르디안 아로마 테라피의 응용

제3장 오행 장기 氣 마사지

meridian aroma therapy

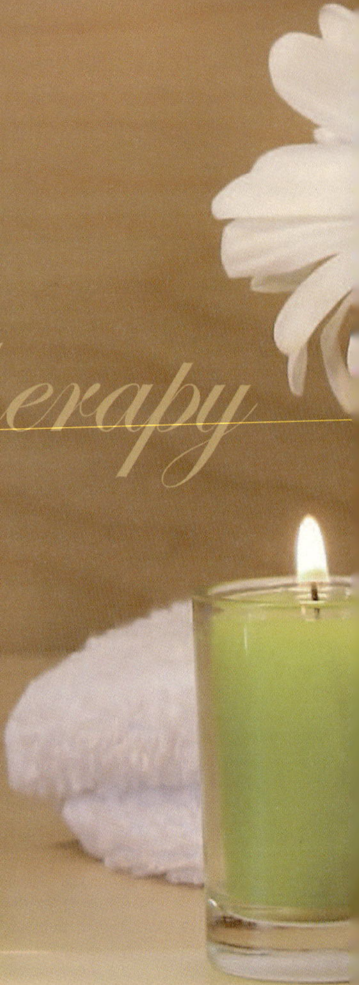

1. 음양오행(陰陽五行)
2. 8강의 분류
3. 상생, 상극
4. 오행 분류표
5. 實症과 虛症
6. 경락의 분류
7. 원혈 및 모혈
8. 오수혈
9. 진단법
10. 경락의 유주방향과 경혈의 위치 및 기능
11. 경락의 기능, 증상, 소속경혈
12. 척추로 보는 판독법
13. 내부 장기로 보는 판독법
14. 얼굴로 보는 판독법

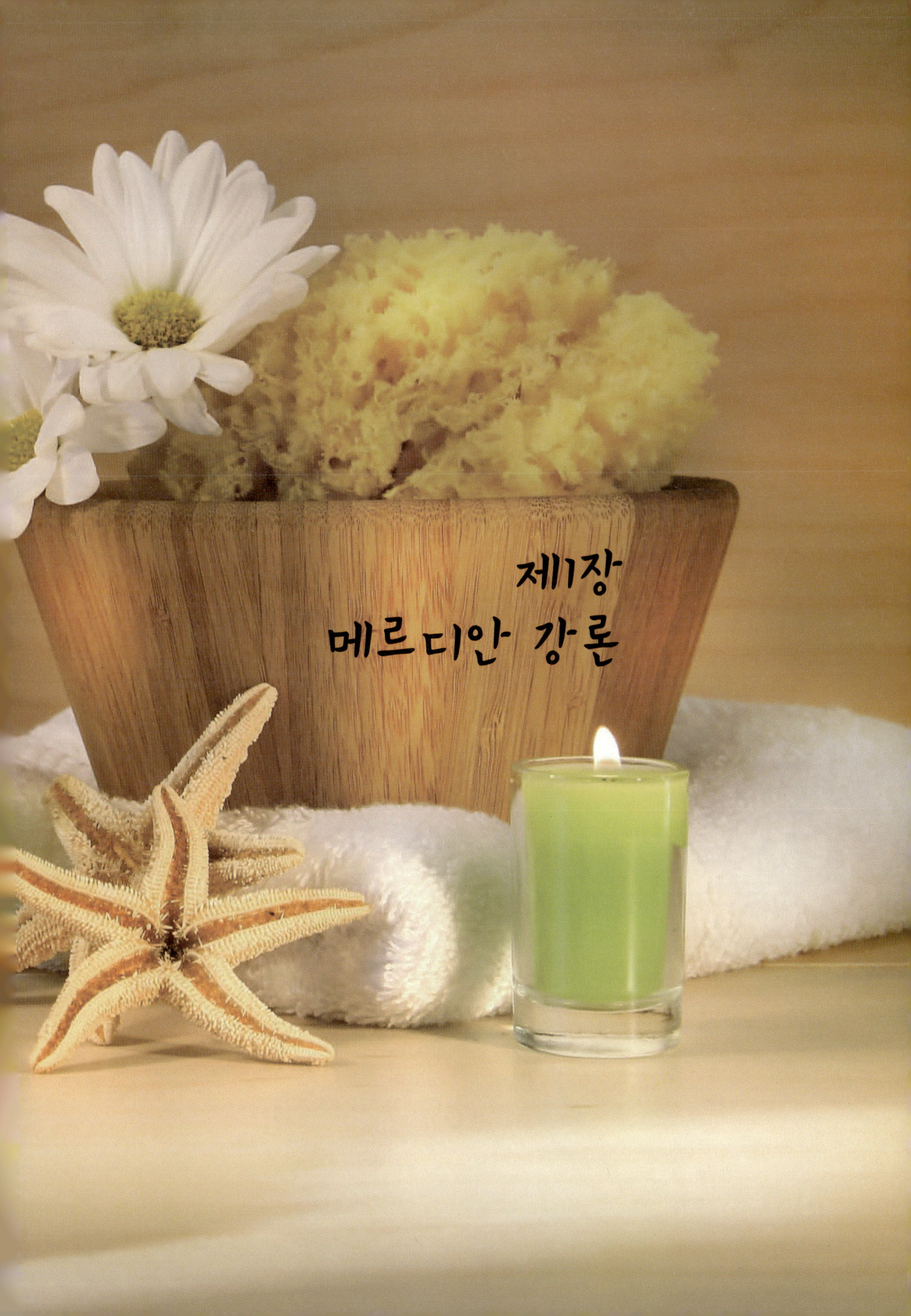

제1장
메르디안 강론

12 경맥

Ⅰ. 경락, 경혈지

1. 인체분포규율도

음	양
전 양명	태음 전
중 소양	궐음 중
후 태양	소음 후
(외)	(내)

〈12경맥의 명칭 및 표리 관계표〉

부 위	臟經(內側, 裏, 陰)	腑經(外側, 表, 陽)
手經 前 側 後	수태음 폐경 수궐음 심포경 수소음 심경	수양명 대장경 수소양 삼초경 수태양 소장경
足經 前 側 後	족태음 비경 족궐음 간경 족소음 신경	족양명 위경 족소양 담경 족태양 방광경

장부위치 및 중요경혈-전면

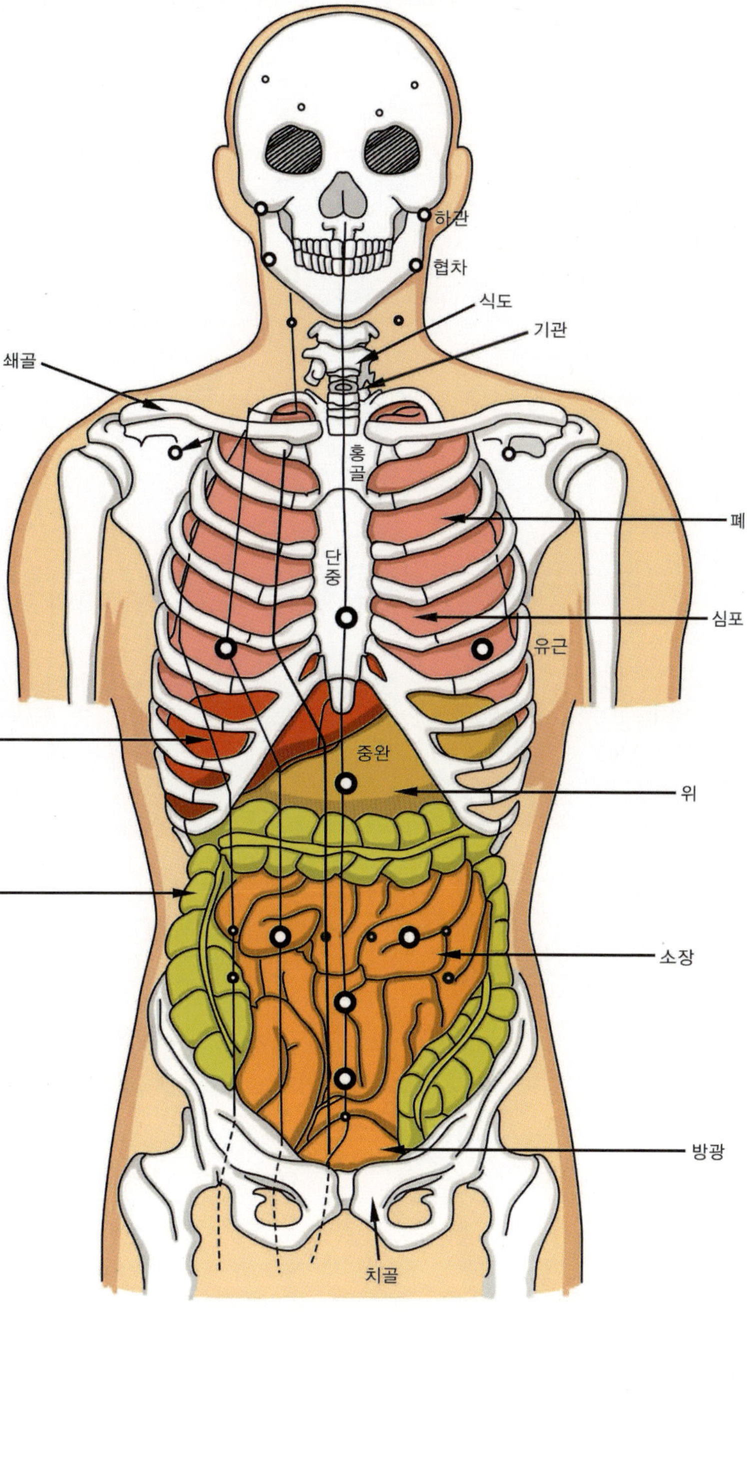

장부위치 및 중요경혈-후면

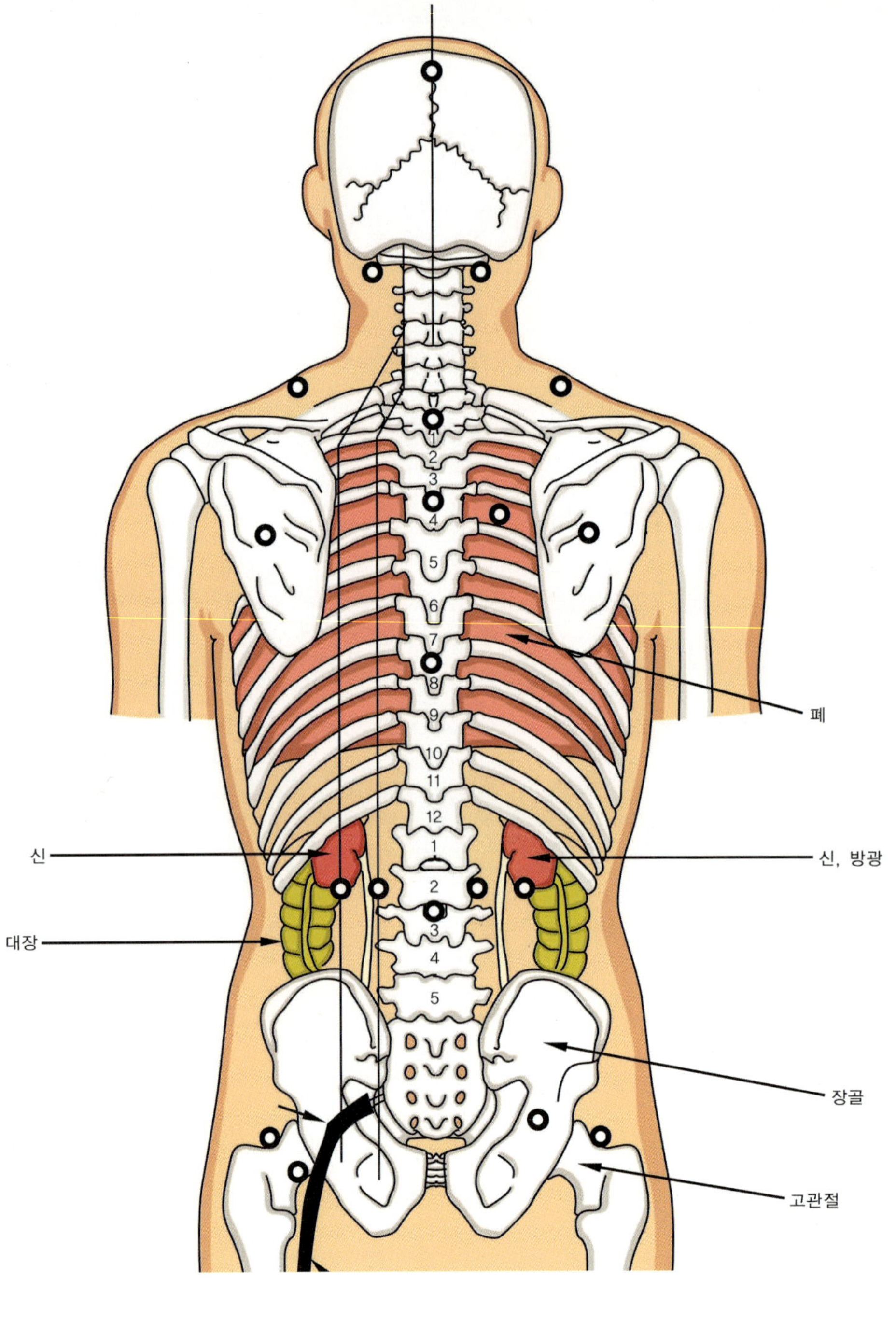

장부위치 및 중요경혈-측면

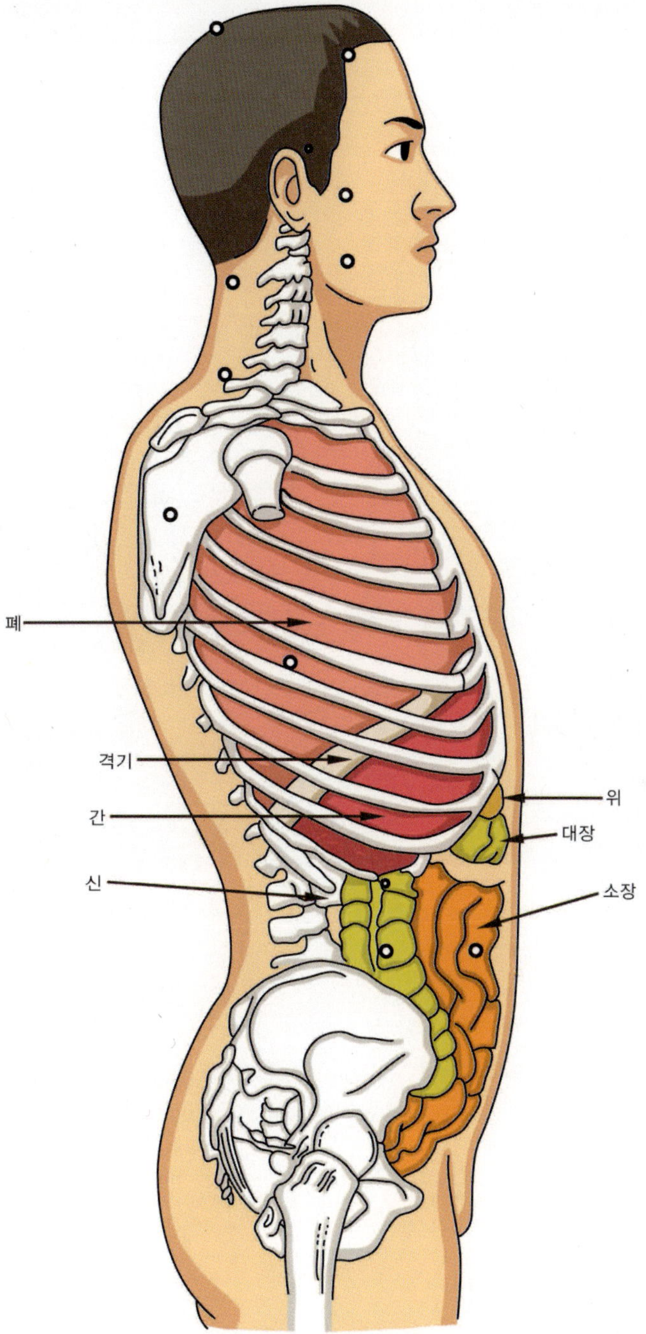

복막 및 장부위치 구간첨자법-정중절면

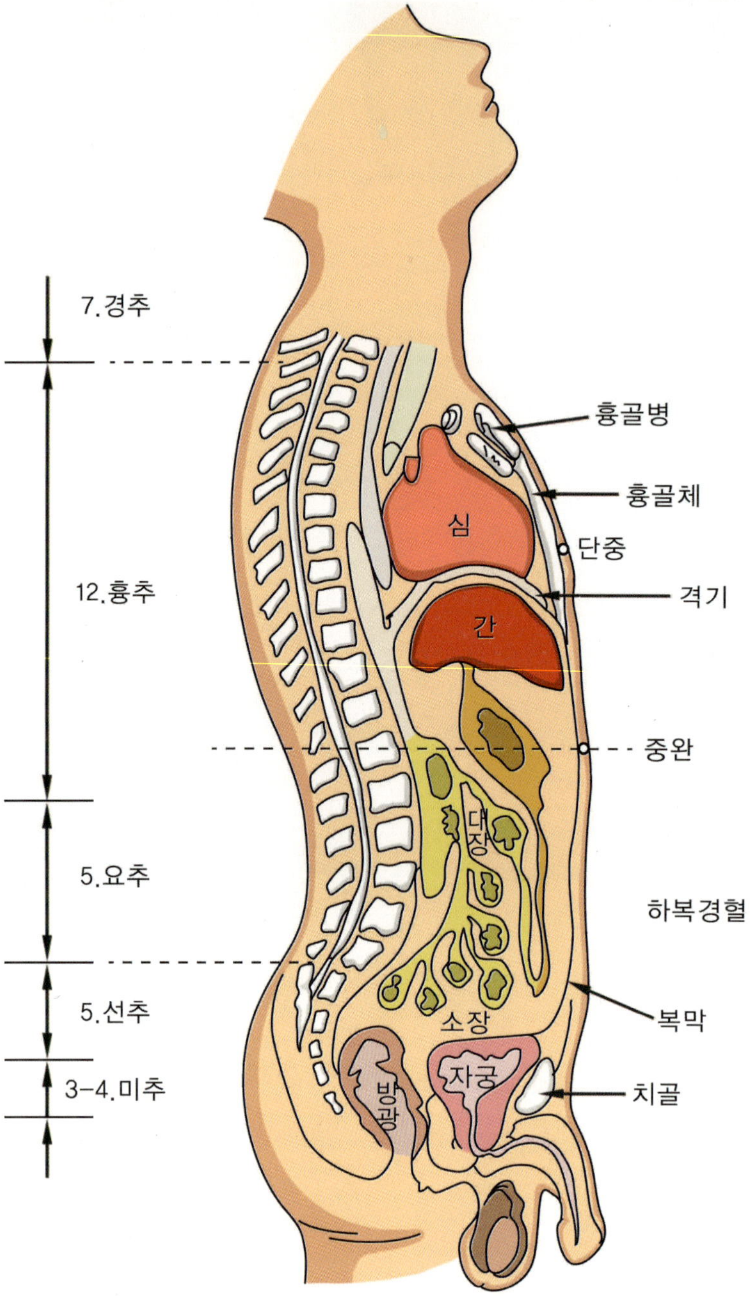

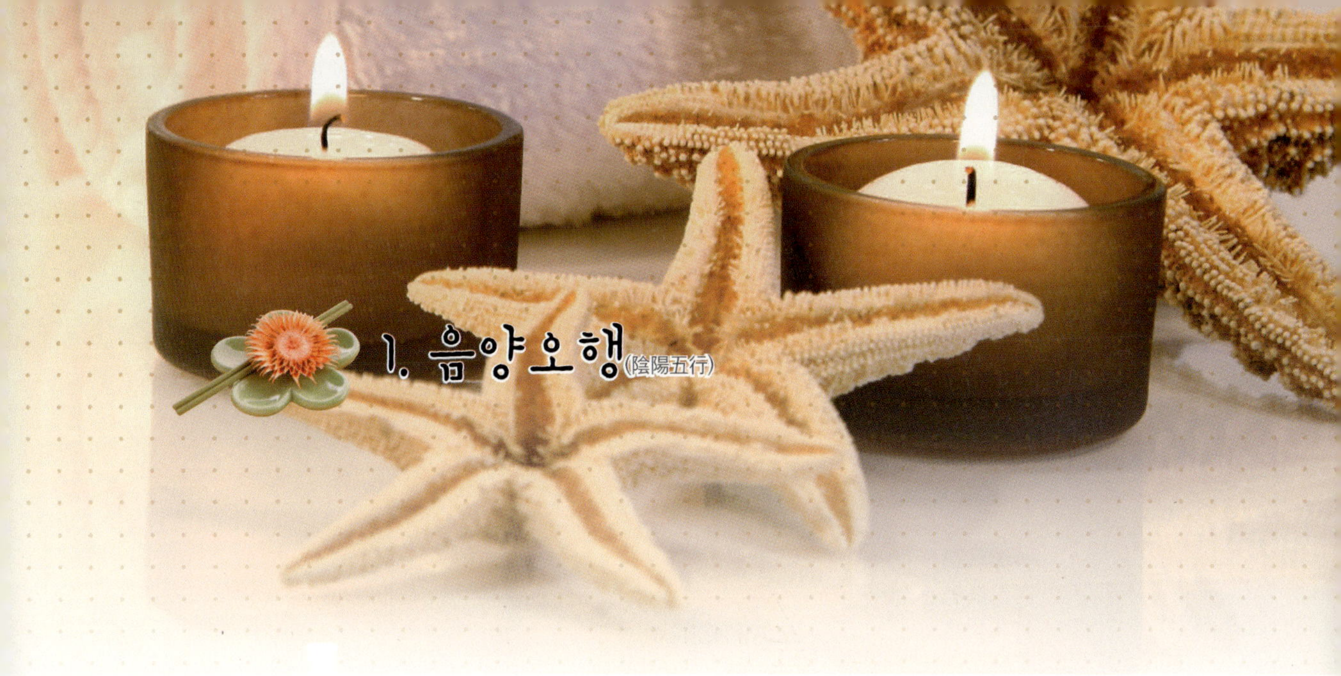

1. 음양오행(陰陽五行)

1. 음양론

(1) 모든 것은 음양 중 어딘가에 속한다.

우리몸의 음양의 부분

음	별(무)	내면	하반신	우반신	전면	배	굽힘근	장	血	부교감 신경
양	별(유)	외면	상반신	좌반신	후면	등	펴짐근	부	氣	교감 신경

음양의 증상

음	한랭	허	靜	沈	침체	만성	하강	감퇴	이완	위축	저림	부종
양	온열	실	動	浮	항진	급성	상승	증진	긴장	팽창	아픔	종창

(2) 음과 양은 완전히 나눌 수 없다.

(3) 음은 양으로 양은 음으로 변화한다.

(4) 음과 양은 상대적으로 증감한다.

(5) 음과 양은 상대적으로 균형을 유지한다.

2. 오행론

1) 오행

모든 사물은 木, 火, 土, 金, 水의 다섯 가지 성질에 속해 있고 서로 생성과 파괴를 되풀이하면서 순환되고 있어 무한히 부단한 흐름속에 사물의 변화가 계속되고 있다는 추상개념이다.

陰陽論이 에너지의 量의 이행을 나타내는 것이라면 五行論은 에너지의 質의 이행을 나타내는 것이라고 할 수 있다.

2) 오행의 특성

(1) 木 : 곧고 굽게 자라나는 나무의 생장형태처럼 발전하고, 질서있게 신장하는 성질을 가짐

(2) 火 : 따뜻하거나 뜨겁고 솟아오르는 성질을 가짐

(3) 土 : 거두어 들이는 성질을 가짐

(4) 金 : 변혁을 뜻한다. 청결, 숙살, 수렴의 성질을 가짐

(5) 水 : 차거나 서늘하고 아래로 움직이는 성질을 가짐

3) 오행의 상생과 상극

相生 : 한 사물이 다른 사물에 대하여 촉진, 助長, 資生의 작용을 갖는 것

相剋 : 한 사물이 다른 사물에 대하여 억제, 제약의 작용을 갖는 것

cf) 相乘

相侮

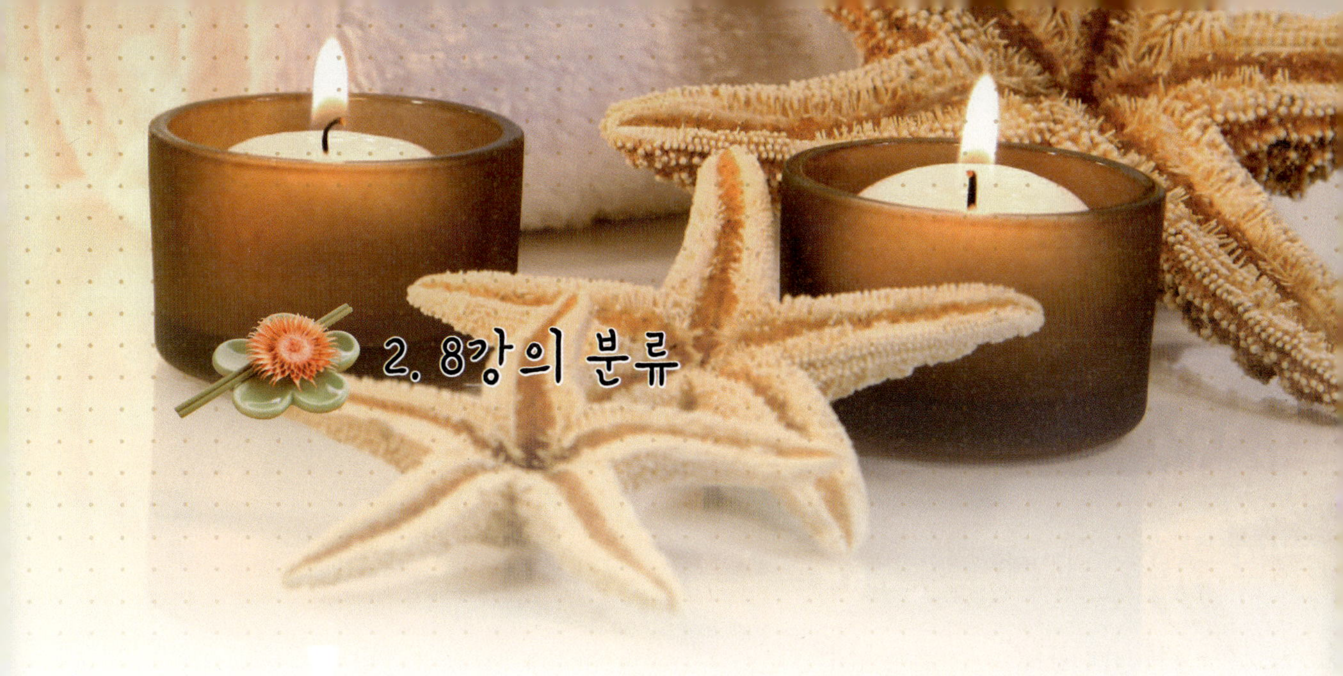

2. 8강의 분류

1. 八綱의 분류(陰陽, 表裏, 寒熱, 虛實)

1) 음양

질병을 진단할 경우 음양은 8강 중에서도 가장 중요시되는 것으로서 병의 勢를 표현하는데도 쓰여, 활동적인 급성의 질환을 陽病이라 하고 만성적인 비활동적 질환을 陰病이라 하며, 음양 어느 것이나 극에 달하면 死에 이른다.

일반적으로 양증은, 얼굴을 밖으로 향하고 잔다. 눈을 뜨고 밝은 편을 좋아한다. 누운 상태로 수족을 편다. 多言, 口渴, 脈浮, 身熱 등의 증상이 있다.

음증은 이와 반대로 얼굴을 벽쪽을 향하여 눕는다. 눈을 감고 밝은 것을 싫어한다. 사람을 만나고 싶어하지 않는다. 말을 잘 안한다. 수족은 냉하고 몸도 냉한 증상을 나타낸다. 양증의 증상은 극렬하나 체력이 있기 때문에 비교적 빨리 치유의 경과를 얻지만, 음증의 증상은 별로 강하지 않지만 치유가 늦다.

음과 양은 변화하게 되며 양증이라도 치료의 시기를 놓치거나 잘못 치료하면 음으로 변화한다. 이것은 음증의 경우도 마찬가지다.

2) 표리

덥고 추운 것은 表病이 되고, 마음의 고뇌는 裏病이 된다. 표리의 2강은 병변의 부위를 유별하는 방법을 말한다. 인간이 생활하고 있는 환경의 변화 즉, 暑, 寒 등 외기의 변화가 인체에 영향을 미칠 경우 外邪는 피부로부터 침입하여 경락을 상한다. 이것을 表病이라 한다. 病邪가 더욱 퍼져 장부에 들어가면 裏病이 된다. 그러나 병이 처음부터 내장에 발생하는 일도 있다. 주로 심리적 요인, 슬픔, 기쁨, 걱정 등 七情(喜, 怒, 哀, 樂, 愛, 惡, 慾)이라는 감정이 격할 때는 내장의 활동에 영향을 주어 내장의 병변을 일으킨다. 이것을 裏病이라 한다.

어떤 경우에는 外邪가 裏까지 가지 않고 表와 裏 사이에 머무는 때도 있고, 또 裏病이라도 비교적 가벼워서 표리 사이에 있는 일도 있어, 이것을 半表半裏라 한다.

(1) 表症

양 - 발열, 오한, 두통, 목이 뻣뻣함, 身體疼痛, 요통, 관절통, 맥이 뜬다.

음 - 無熱惡寒, 잠만 자고 싶다. 身體疼痛, 관절통, 수족한랭, 맥이 가라앉는다.

(2) 裏症

양 - 오한 없는 오열, 口乾舌熱, 갈증, 변비, 복부팽만

음 - 무열, 복부팽만, 구토, 이질, 복통, 맥이 약하다.

(3) 半表半裏

양 - 寒熱往來, 胸脅苦滿, 식욕부진, 인후건조, 현기증, 맥이 팽팽하고 강하다.

음 - 四肢厥冷, 小便不利, 맥이 미세하다.

*** 厥冷: 자신의 신체의 차가움을 스스로 인식하지 못하는 것**

厥寒: 자신의 신체의 차가움을 스스로 인식하는 것

3) 寒熱

한열 2강은 체온에 따르는 병의 상태를 가르킨다.

熱이란 체온의 상승을 의미하는데 그에 따라 입이 마르고, 물을 많이 찾고, 찬 것을 먹고 싶어하고, 얼굴색이 붉어지며, 소변에 색이 있고, 뇨량이 적으며, 변비가 있고, 맥은 浮하고 빨라지는 등의 증상을 나타낸다.

寒이란 체온이 내려갈 뿐만 아니라 입은 마르지 않고, 혹 마르더라도 물이 먹고 싶지 않으며, 뜨거운 것을 좋아하고, 수족이 냉해서 추워하며, 안색은 창백하고, 소변은 투명하며, 뇨의가 잦아지고, 설사를 한다.

寒이 상부에 있으면 대부분 음식물이 목에 걸리며, 소화가 잘 안 되고 배가 부르다.

寒이 하부에 있으면 이질, 복통, 탈장, 수족냉증 등이 나타나기 쉽다.

熱이 상부에 있으면 대개 두통, 상충, 目赤, 인후통, 치통 등이 나타나기 쉽다.

熱이 하부에 있으면 다리가 붓거나 허리가 아프고, 변비, 소변이 탁하고 붉어진다.

4) 虛實

허실 2강은 한열과 함께 현대적 개념으로서 가장 중요한 것이다. 虛란 空虛를 의미하며, 氣血의 순환이 쇠하여 부족한 상태를 말하며, 이와 반대로 實은 충실을 의미하는데, 단지 기혈이 충실해 있다는 것이 아니고 病邪에 대한 생체활동의 왕성한 상태를 말한다.

맥진법에서는 경혈점을 눌러서 경쾌하고 기분이 좋으면 虛요, 누르면 통증이 더하고 열이 나 腫(붓는다)이 있으면 實이다. 또 맥에 힘이 있으면 實이요, 맥에 힘이 없으면 虛다.

기타 각종의 현상에 대해서도 虛實을 분류하고 있다. 예를 들면 열이 있어서 盜汗이나 自汗이 있으면 虛熱이라 하고, 열이나고 땀이 적은 것을 實熱이라 한다. 기침도 上氣道性의 힘이 있는 기침은 實이고, 심장성이나 폐포병변에 의한 힘이 없는 기침은 虛다. 수족이 따뜻하면 實이고, 수족이 차면 虛다. 변비도 배에 힘이 없어서 변비할 경우는 虛요, 배에 힘이 있고 변비가 생기는 것은 實이다. 언어도 명료하고 소리가 클 경우는 實이고, 목이 쉬거나 얕은 목소리일 경우는 虛이다.

* 絡脈 : 얕게 있으며, 經筋, 皮膚와의 관계가 깊다. 가지가 갈라져 橫으로 주행하고 斜行 한다는 의미로 질병의 반응점이 피부 및 피하조직에 출현하는 부위로서 즉 반응점이 연속되는 선이다.

* 原穴 : 12경의 근본이 되는 腈中之間의 動氣를 原氣라 하며 이것은 삼초와 밀접한 관련이 있다. 사지의 수족관절 부근에 분포, 임상적으로 병변의 탐색창구로서 중요시 된다.

* 募穴 : 募는 결집한다는 뜻으로 장부의 經氣가 결집하는 곳으로, 장부의 병변에 임하여 압통, 경결, 과민이 되어 반응을 나타냄으로 장부의 진단과 치료에 유용하다. 흉복부에 존재하며, 복부 정중선(임맥)상에 그 반수, 나머지 반은 좌우 대칭으로 존재, 장부의 명칭과 똑같은 경락상에 있는 것은 폐, 담, 간 뿐이며 나머지는 다른 경락에 속해 있다.

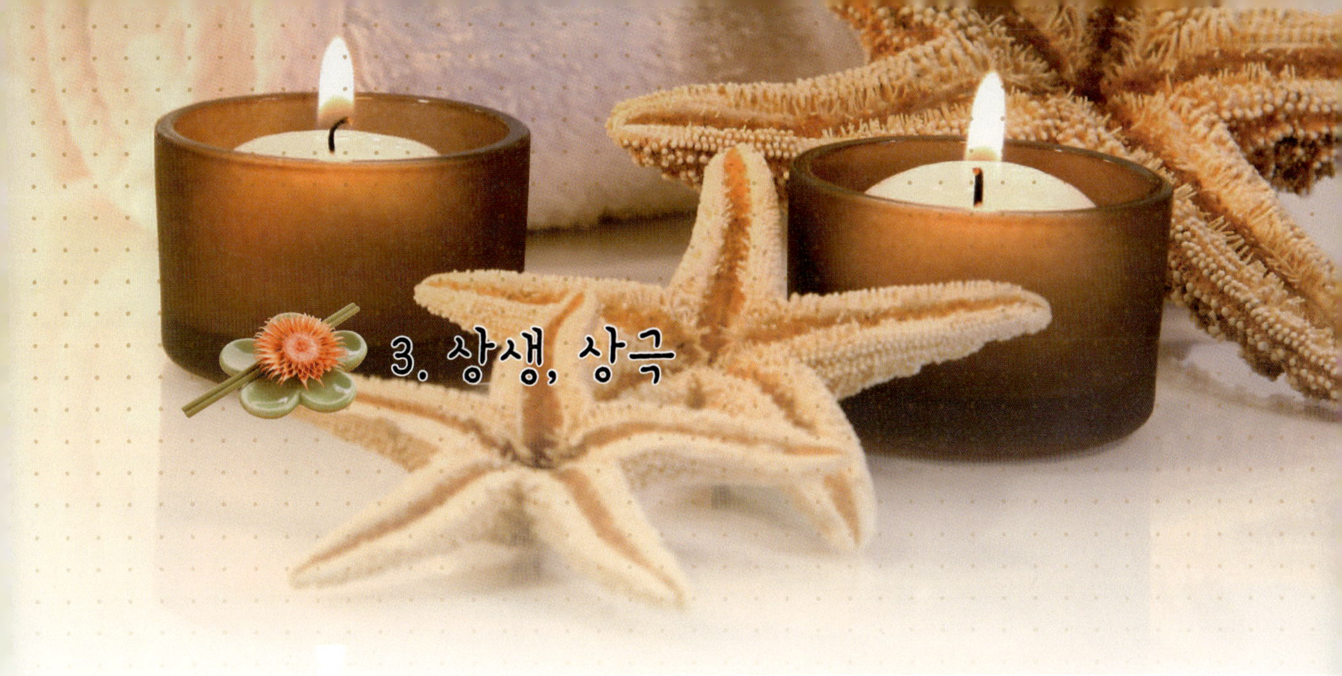

3. 상생, 상극

1. 상생관계

① 실 : 瀉其子
② 허 : 補其母

2. 상극관계

① 실 : 補其民
② 허 : 瀉其官

3. 傳病관계 순서

① 부부(음양)
② 官
③ 民
④ 母子

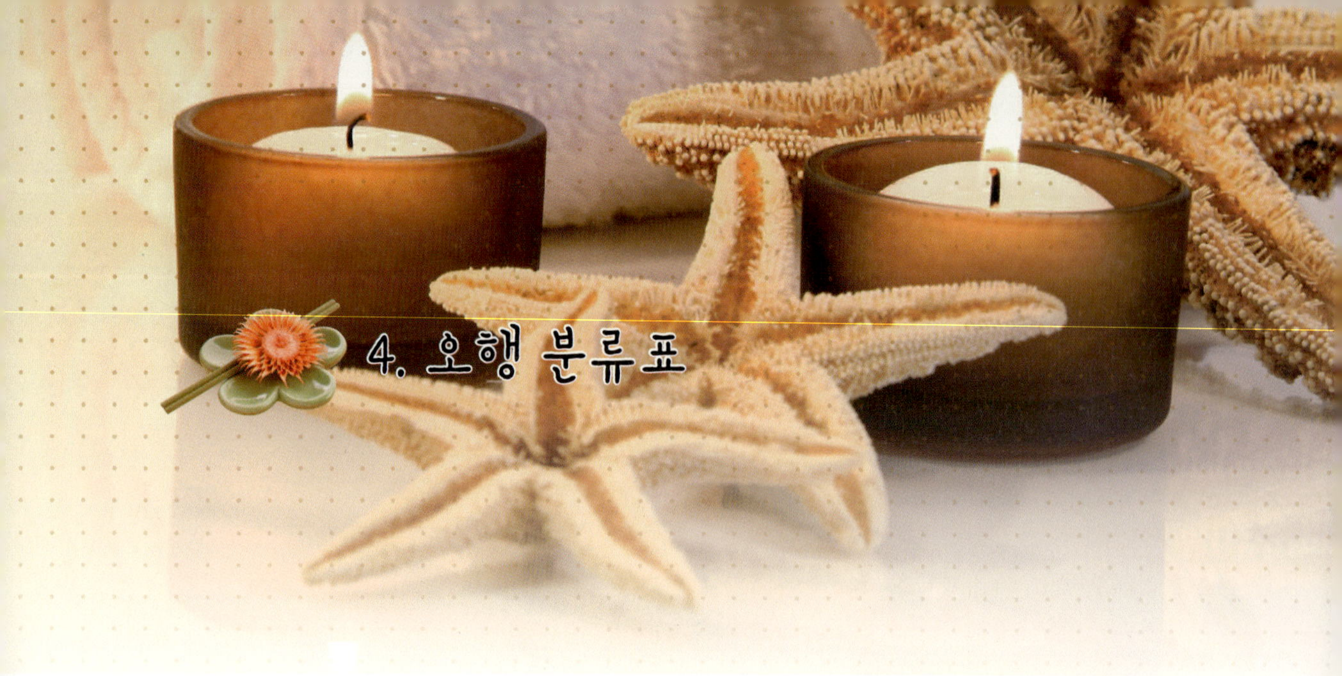

4. 오행 분류표

臟腑＼五行 (장부)(오행)	木	火	土	金	水	相火
五臟(오장) 음	간(축시)	심장(오시)	비장(사시)	폐(인시)	신장(유시)	심포(술시)
五腑(오부) 양	담(자시)	소장(미시)	위장(진시)	대장(묘시)	방광(신시)	삼초(해시)
계절	春(봄)	夏(여름)	長夏(장하)	秋(가을)	冬(겨울)	換節期
색깔	연초록	밝은 빨강	황색	눈빛 흰색	검푸른색	조화
방위	동	남	중앙	서	북	
맛	신맛	쓴맛	단맛	매운맛	짠맛	떫은맛
감각 기관	눈	혀	입	코	귀	표정
몸의 조직	인대/신경	혈관	근육/살	피부	뼈/골수	임파액
몸의 징후	손톱/발톱	얼굴	입술	몸에 난 털	머리카락	
긍정적 감정	친절, 상냥 동정심	기쁨, 사랑	공명, 정대 집중, 사고력	용기, 긍정 생명력	부드러움 창조력, 현명	
부정적 감정	분노, 좌절, 성냉, 완고함	증오, 조급, 신경성, 걱정	근심, 걱정, 불분명, 혼란	슬픔, 우울, 비관적, 고립, 연약한 감정	두려움, 공포, 자신감 결여, 무기력	
五氣(오기)	風(바람)	熱(열)	濕(습기)	燥(건조함)	寒(차가움)	다양
생체기능	신경계	혈관,호르몬	소화,림프	호흡계	생식,비뇨계	
체취	노린내	타는내	향기	비린내	썩은내	

臟腑＼五行 (장부)(오행)	木	火	土	金	水	相火
五液(오액)	泣(눈물 읍)	汗(땀 한)	涎(침연)	涕(콧물 체)	唾(침뱉을 타)	
大便(대변)	가늘고 김	토끼똥	확 퍼짐	설사	변비	조석지변
생체기능과의 관계	신경계	혈관, 호르몬	소화,림프, 근육	호흡계	생식비뇨계	
기능	조절, 기능	온기,활력, 흥분	통합, 안정, 균형	힘과 안정	야망과 의지	
혈과의 관계	혈액저장과 거름	내분비선계, 혈액순환	혈액저장, 정화	산소공급, 독소제거	골수내 혈액 생산	
소화와의 관계	단백질합성, 영양배분, 제독	소장내 음식물 흡수 선택	음식물 섭취, 감독, 에너지를 맛에 따라 각기관에 보내기	대장 통한 배설	조정	

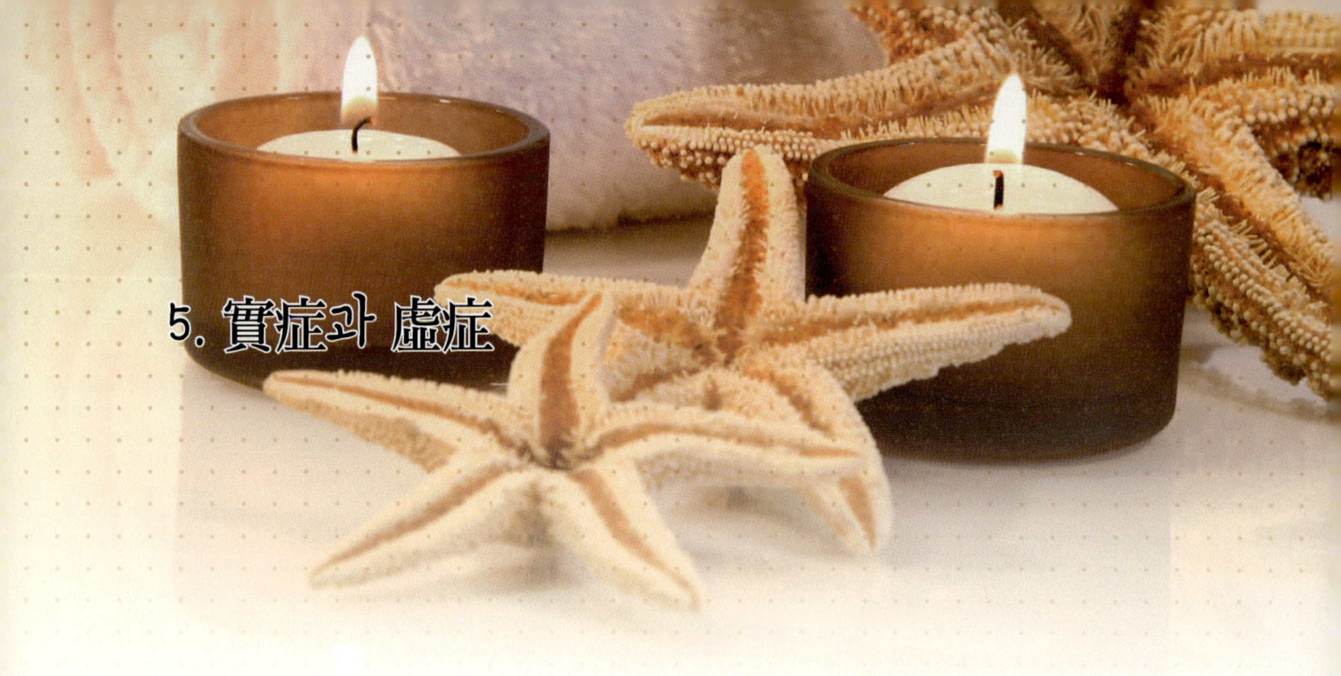

5. 實症과 虛症

1. 實症

대체로 체력에 여유가 있어 저항력이 강하고 증상에 동요가 많은 상태, 그리고 강한 자극도 견딜만한 상태이다.

1) 陽實症

반건강증후군에 속해서 체력의 여유가 있는 사람이 과로, 긴장, 과욕, 과식 등의 원인으로 나타나는 표면적인 증상이며 일반적으로 안마, 마사지 등의 자극적 치료법으로도 쉽게 날 수 있다. 가령 증상이 심해서 고통스러워도 체력의 여유가 있어 병을 이길 수 있는 상태를 나타내는 것이므로 이 증상을 억제만 안하면 양생법만으로도 자연히 낫는 것이다.

2) 陰實症

양실증에서 양생법이 나쁘거나 증상을 억제하면 음으로 된다. 스트레스 저항기의 초기로 볼 수 있다. 증상의 동요가 적고 고질적이며 만성병의 태반이 이러하다. 증상이 두드러지게 눈에 띄지 않아서 마음탓(신경증)으로 보는 일이 많으며 병자는 고통으로 괴로워하는 일이 많다.

2. 虛症

체질이 허약하고 영양상태도 나쁘며 무기력해서 저항력이 약하고 약물이나 자극에 과민한 상태이다.

1) 陽虛症

증상의 동요가 표면화 되기 쉽고, 고통이 심하며, 체력 소모가 많다. 저항력이 쇠퇴하고 생명이 위험한 상태로 빠지기 쉽다. 스트레스성 저항의 과잉상태이므로 병인을 탐구하여 체질, 기력상태에 유의하여 치료해야 한다.

2) 陰虛症

증상의 동요는 동적이고 고통도 은근히 심하여 차츰 쇠약해지므로 안정하여 체력소모에 유의하는데 중점을 두어야 한다.

3. 壓法과 補瀉

1) 보법의 경우

(1) 전신이 허약한 상태에 있어서 강한 압자극이 힘겹거나 체력을 소모시킬 우려가 있을 때
(2) 기질적 장애가 있어서 강한 압자극으로 우환을 조장시킬 우려가 있을 때
(3) 증상이 특히 심하게 나타나는 부위로서, 그 부위에 대한 강한 압자극이 病原에 나쁜 영향을 끼칠 때

(4) 저항력이 약화된 부위로서 그 부위에 대한 압자극이 병원부에 동요, 자극을 전하기 쉬울 때
(5) 근육이 방어태세를 취하거나 지각과 민대를 이루어 내부를 보호하고 있는 부위
(6) 눌러도 전혀 탄력이 없어 생체반응의 저항을 느낄 수 없을 때
(7) 압자극이 환자의 근육긴장을 일으켜 숨이 막히는 것같은 반응을 나타낼 때

2) 보의 압법

(1) 掌壓法에 의한 고른 압력의 지속, 누를 때와 뗄 때의 동작은 조심스러워야 한다.
(2) 二點, 또는 三點에 동시에 압력을 가함으로써 평면적으로 또는 경락의 유주방향에 따라 광범위하게 압력이 미치도록 한다.
(3) 一點에 대한 압이라도 局部의 압박보다 넓게 방산하는 느낌을 주도록 한다.
(4) 누워 있는 병자의 체중을 밀어서 받쳐주는 상태로 수장을 넣어 병자의 몸을 가볍게 쳐든다.
(5) 把握法의 경우에는 신체의 陽부위를 경압하고 陰부위에서 이를 받쳐준다.

3) 瀉法의 경우

(1) 병자의 본체가 실증이어서 강한 압자극이 온몸을 상쾌하게 흥분시킬 수 있을 때
(2) 기능적 장애가 있어서 압자극으로 흥분하여 쾌통을 느낄 때
(3) 증상이 심하더라도 억압에 의해 흥분이 경감될 때
(4) 해당 부위에는 그다지 저항이 없어도 그 부위에 대한 압자극이 반사적으로 다른 부위의 증상이나 긴장 흥분을 가라앉힐 수 있을 때
(5) 심리적 긴장으로 피부표면에 간지러움을 느낄 때
(6) 피하에 탄력성이 있어서 압자극이 주위에 방산하면서 쾌통을 느낄 때
(7) 압자극에 대한 아픔이 국부적으로 강하더라도 표면적이 아니고 깊숙히 또는 주위로 넓게 전해질 때

4) 瀉의 압법

(1) 掌壓法을 사용하는 경우라도 갑자기 충격을 주는 충격압, 급히 손을 떼는 급감압, 두 번, 세 번으로 동작을 중단하면서 누르는 단속압법
(2) 二點, 三點 이상을 동시에 누르더라도 압력을 고르게 하지않고 일점만을 특히 강하게 눌러서 다른 점의 힘도 그곳에 집중되는 느낌이 되는 압
(3) 一點에만 국부적으로 강한 압감을 느끼고 다른 곳에는 그다지 강하게 느껴지지 않는 압법
(4) 피시술자의 체중을 手掌이나 指頭로 강하게 쳐들어 올리는 압법
(5) 把握할 때 陽經을 받치고서 陰經을 강하게 누르는 압법

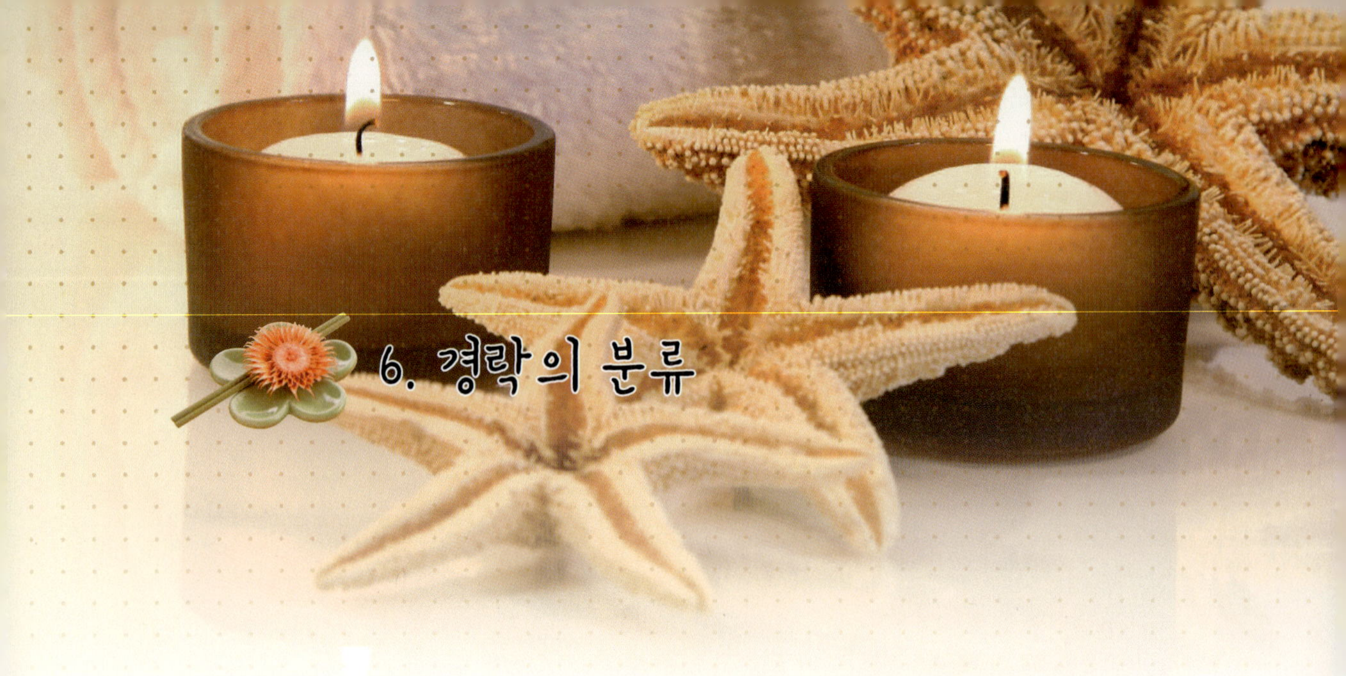

6. 경락의 분류

1. 기경팔맥(奇經八脈)의 기능

1. 임맥 : 陰經을 통솔하며 胞胎를 주관한다.
2. 독맥 : 陽經을 통솔하며 뇌, 척수와 밀접한 관계가 있다.
3. 충맥 : 氣血의 요충으로 12경의 氣血을 조절하고 여성들의 월경과 밀접한 관계가 있다.
4. 대맥 : 허리 주변의 모든 脈을 단속한다.
5. 음교맥,양교맥 : 눈에 자양분을 공급하고, 운의 開合과 하지 운동을 주관하며, 몸의 좌우 陰陽을 주관한다.
6. 음유맥 : 모든 陰을 연결시킨다.
7. 양유맥 : 모든 陽을 연결시킨다.

2. 경락계통표(經絡系統表)

- 經絡系統
  - 經脈
    - 五經十二 (十二經脈)
      - 手三陰經
        - 수태음폐경
        - 수궐음심포경
        - 수소음심경
      - 手三陽經
        - 수양명대장경
        - 수소양삼초경
        - 수태양소장경
      - 足三陰經
        - 족태음비경
        - 족궐음간경
        - 족소음신경
      - 足三陽經
        - 족양명위경
        - 족소음담경
        - 족태양방광경
      - (12경맥 전체) 氣血이 운행하는 주요통로 / 臟腑와 직접적인 絡屬관계
    - 奇經八脈 - 12經脈 이외의 중요한 경맥, 임맥, 독맥, 충맥, 대맥, 음교맥, 양교맥, 음유맥, 양우맥 등을 포함
      - 12經脈을 통솔, 연락, 조절하는 역할을 함
    - 十三經別 - 12經脈에서 갈라져나온 경맥, 12경맥에서 서로 표리적 관계가 있는 두 經간의 연계를 밀접히 하는 역할을 함
    - 十五經別 - 12經脈 및 임맥, 독맥에서 각기 갈라져나온 別絡과 上脾의 大絡, 표리적 관계인 두 經이 체표에서 연결되도록 하고 氣血을 滲灌하는 역할을 함
  - 絡脈
    - 孫絡 - 가는 絡脈
    - 浮絡 - 체표에 드러난 絡脈
  - 十二經筋 - 12경맥의 氣를 근육과 관절에 結, 聚, 散, 絡하는 체계 사지의 白骸를 聯綴하고 관절 운동을 主司하는 역할을 함
  - 十三皮部 - 12경맥의 기능활동이 체표에 반영되는 부위

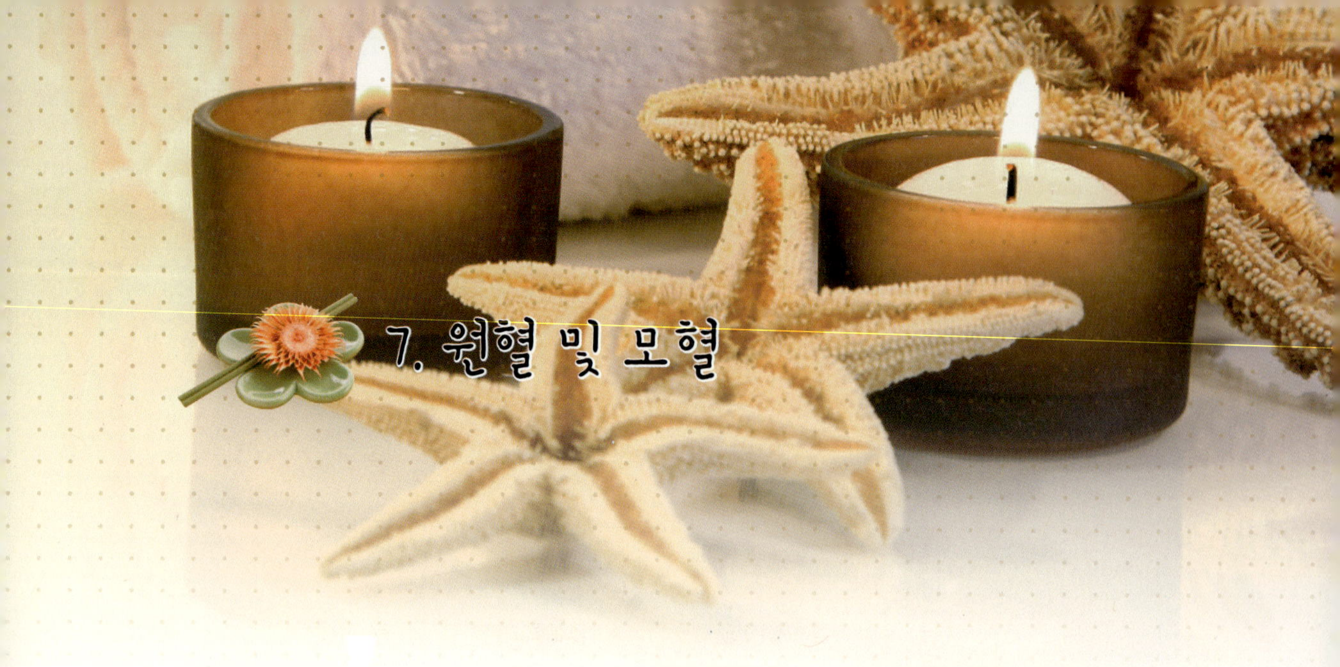

7. 원혈 및 모혈

십이경맥의 음양경분류표

- 십이경맥(十二經脈)
  - 육양경(六陽經) (육부·六腑)
    - 수삼양경(手三陽經)
      - 수양명대장경(手陽明大腸經)
      - 수소양삼초경(手少陽三焦經)
      - 수태양소장경(手太陽小腸經)
    - 족삼양경(足三陽經)
      - 족양명위경(足陽明胃經)
      - 족소양담경(足少陽膽經)
      - 족태양방광경(足太陽膀胱經)
  - 육음경(六陰經) (육장·六臟)
    - 수삼음경(手三陰經)
      - 수태음폐경(手太陰肺經)
      - 수궐음심포경(手厥陰心包經)
      - 수소음심경(手少陰心經)
    - 족삼양경(足三陰經)
      - 족태음비경(足太陰脾經)
      - 족궐음간경(足厥陰肝經)
      - 족소음신경(足少陰腎經)

경락(經絡), 장부(臟腑), 표지(表裏), 운행순(運行順) 및 유주표(流注表)

음(陰)·리(裏)·장(臟)			양(陽)·표(表)·부(腑)		
태음경(太陰經)	수(手)	폐(肺) ① →	② 대장(大腸) ↓	수(手)	태음경(太陰經)
	족(足)	비(脾) ④ ← ↓	③ 위(胃)	족(足)	
소음경(少陰經)	수(手)	심(心) ⑤ →	⑥ 소장(小腸) ↓	수(手)	소음경(少陰經)
	족(足)	신(腎) ⑧ ← ↓	⑦ 방광(膀胱)	족(足)	
궐음경(厥陰經)	수(手)	심포(心包) ⑨ →	⑩ 삼초(三焦) ↓	수(手)	궐음경(厥陰經)
	족(足)	간(肝) ⑫ ← (→ ①)	⑪ 담(膽)	족(足)	

〈경락순행도〉

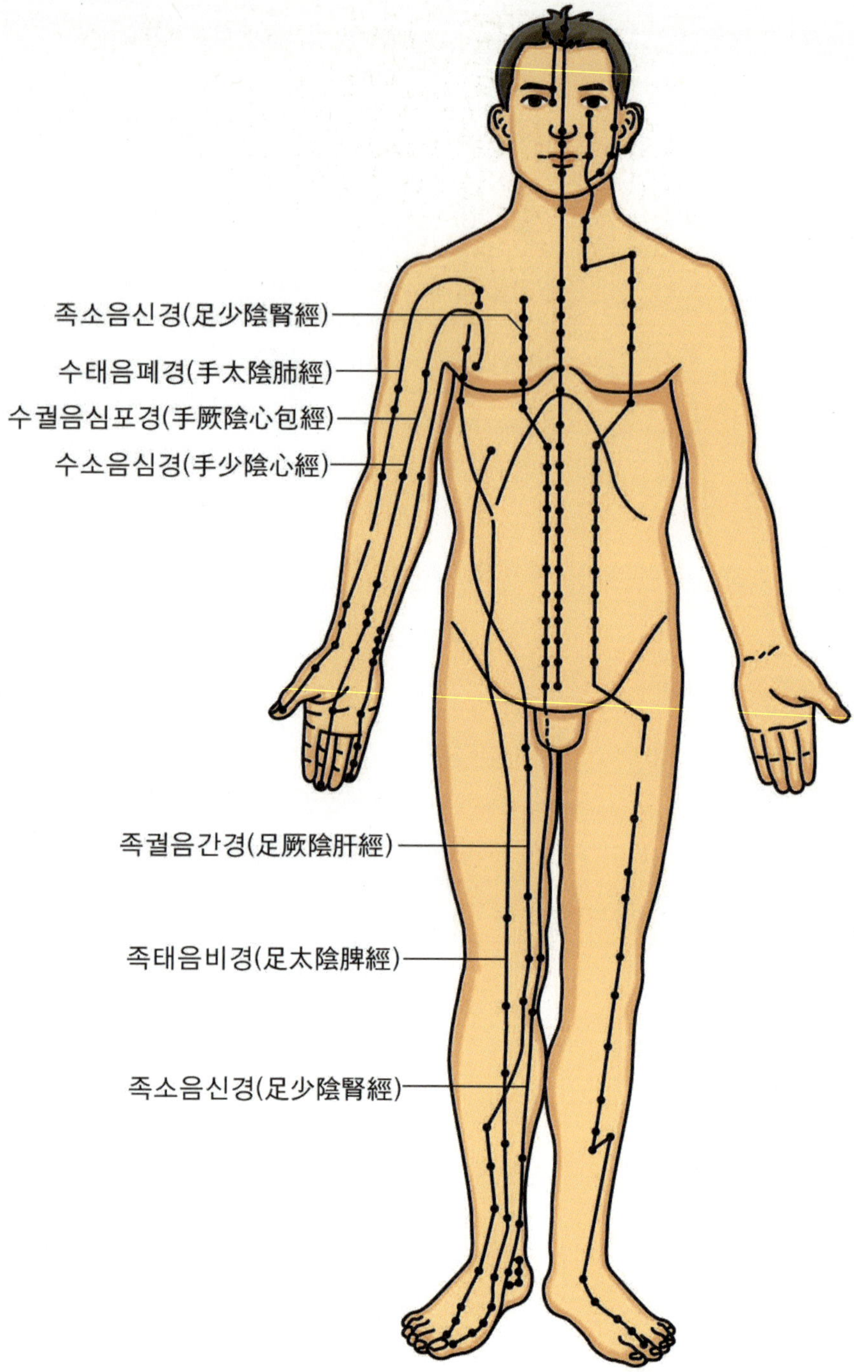
족소음신경(足少陰腎經)
수태음폐경(手太陰肺經)
수궐음심포경(手厥陰心包經)
수소음심경(手少陰心經)
족궐음간경(足厥陰肝經)
족태음비경(足太陰脾經)
족소음신경(足少陰腎經)

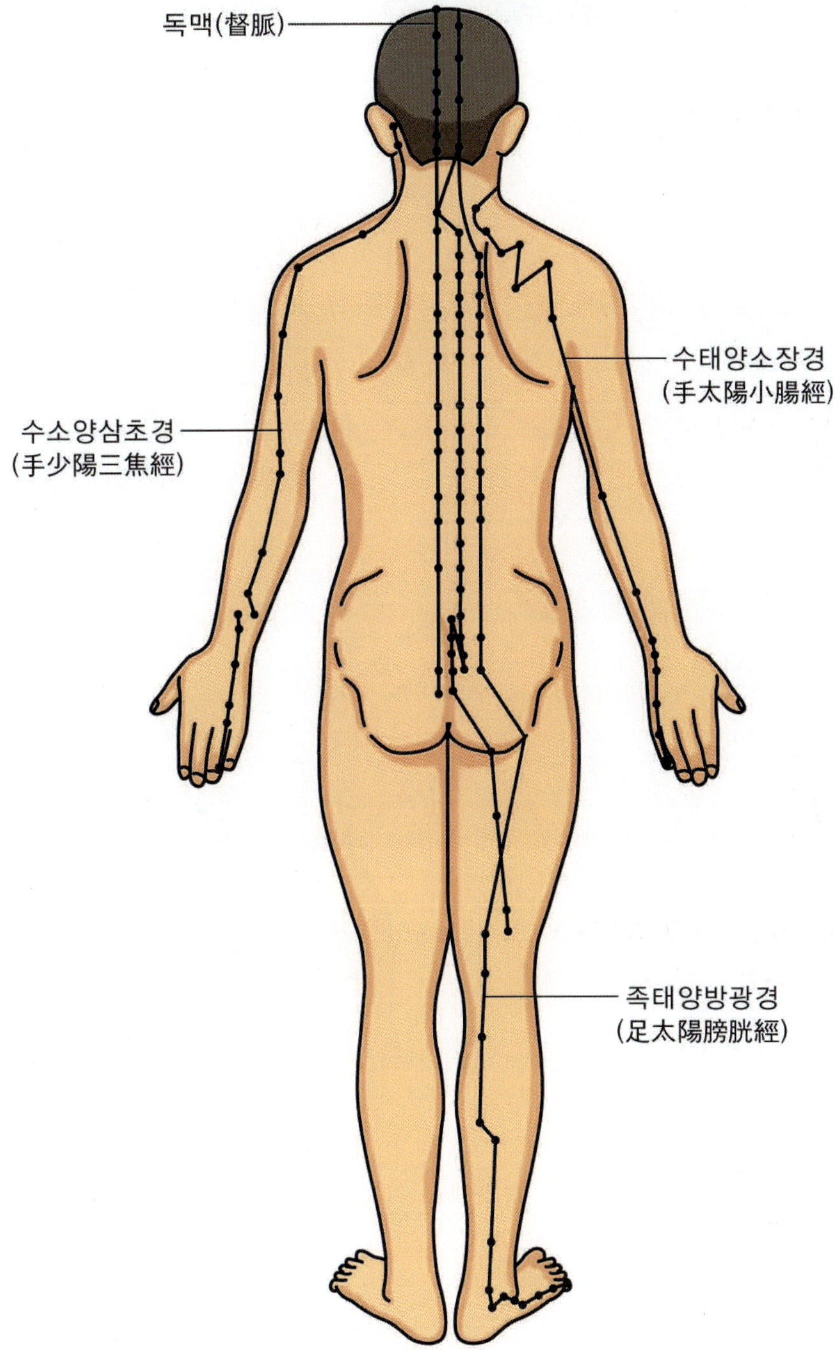
독맥(督脈)
수태양소장경
(手太陽小腸經)
수소양삼초경
(手少陽三焦經)
족태양방광경
(足太陽膀胱經)

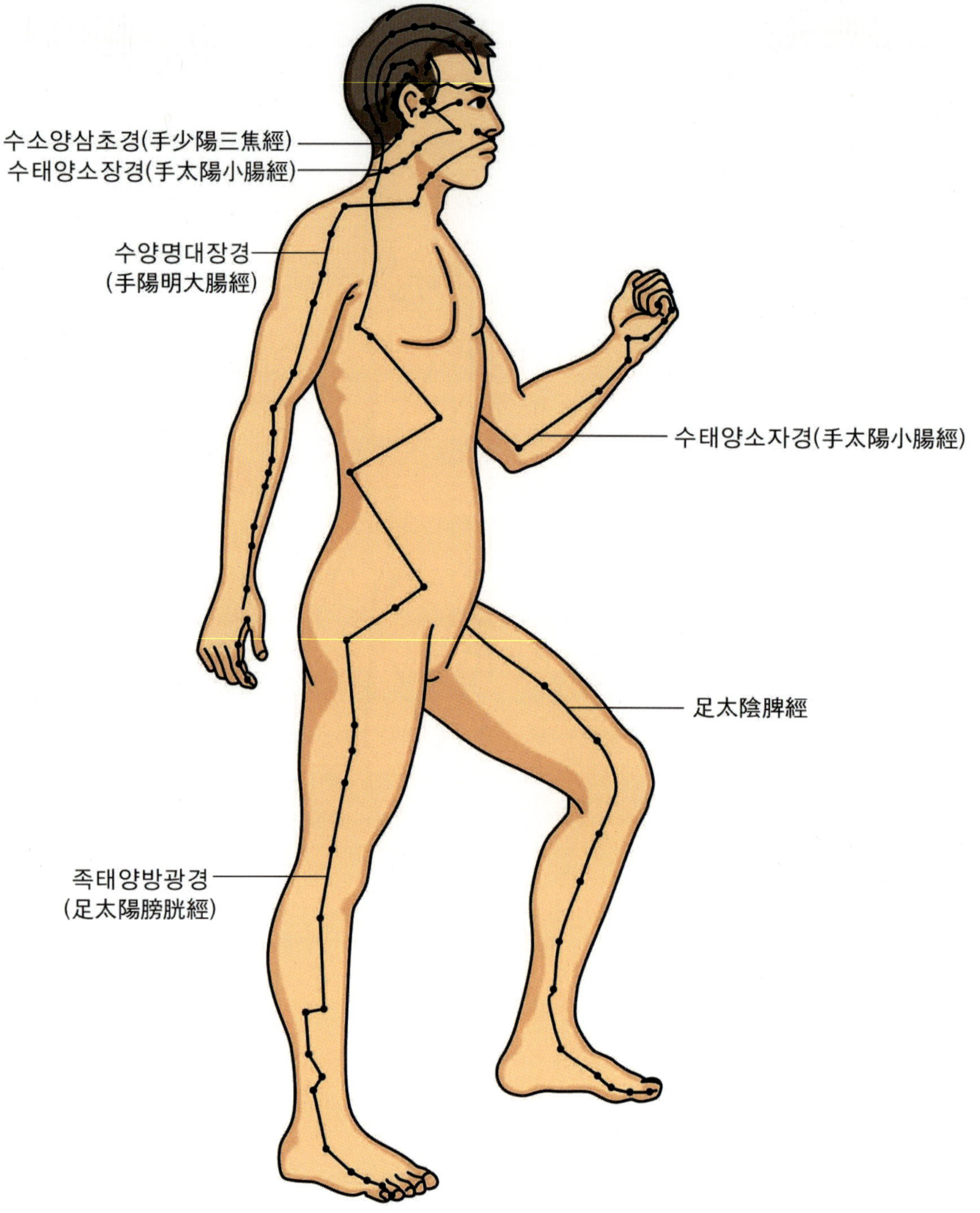
수소양삼초경(手少陽三焦經)
수태양소장경(手太陽小腸經)
수양명대장경
(手陽明大腸經)
수태양소자경(手太陽小腸經)
足太陰脾經
족태양방광경
(足太陽膀胱經)

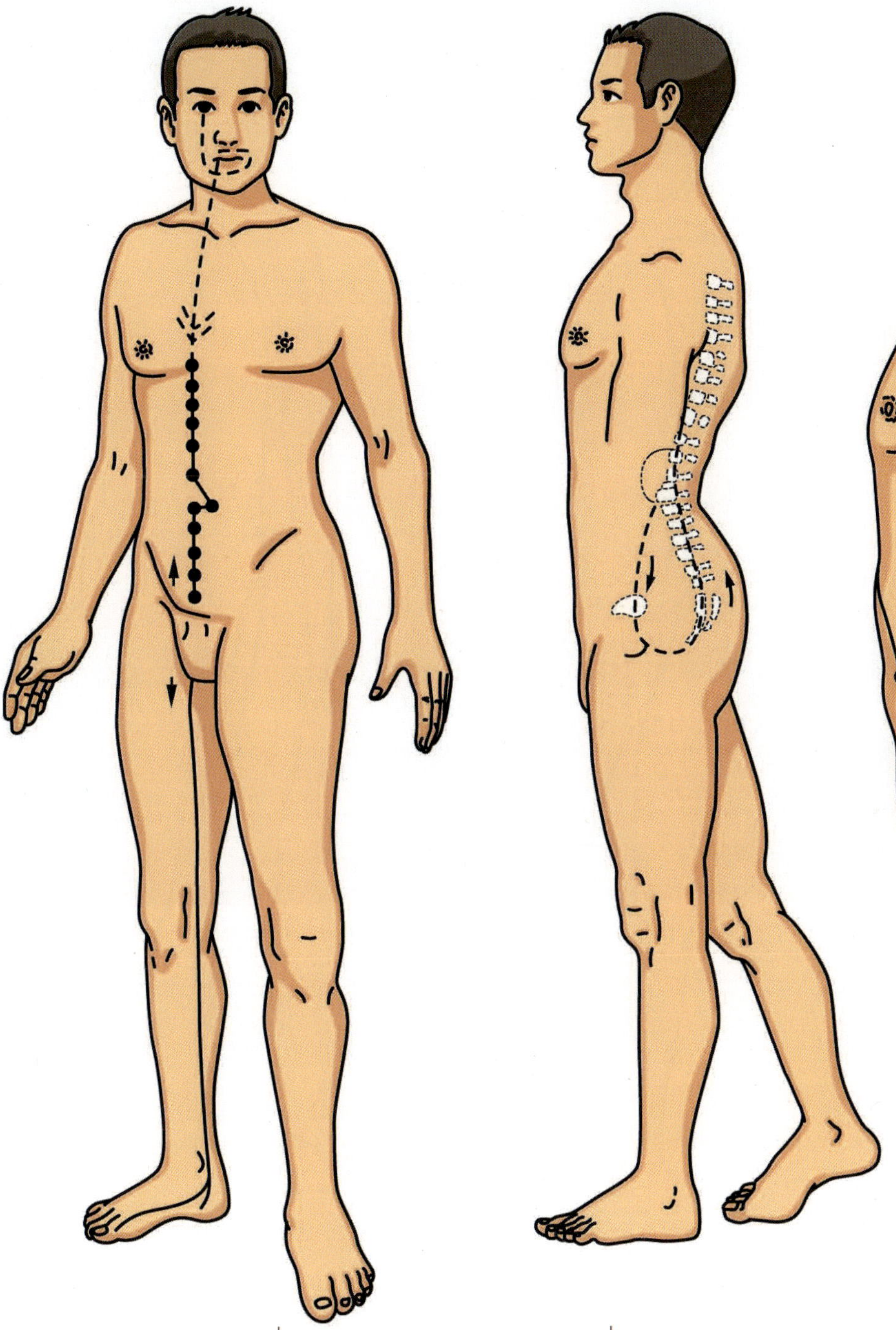

충맥순행로천도
(衝脈循行路淺圖)

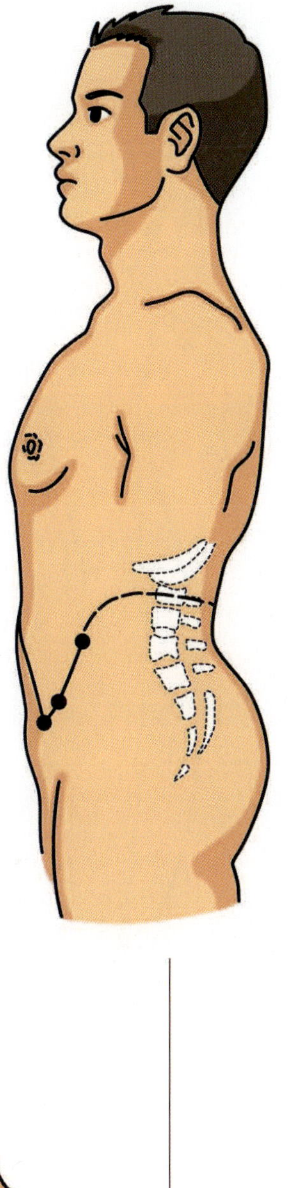

대맥순행로천도
(帶脈循行路淺圖)

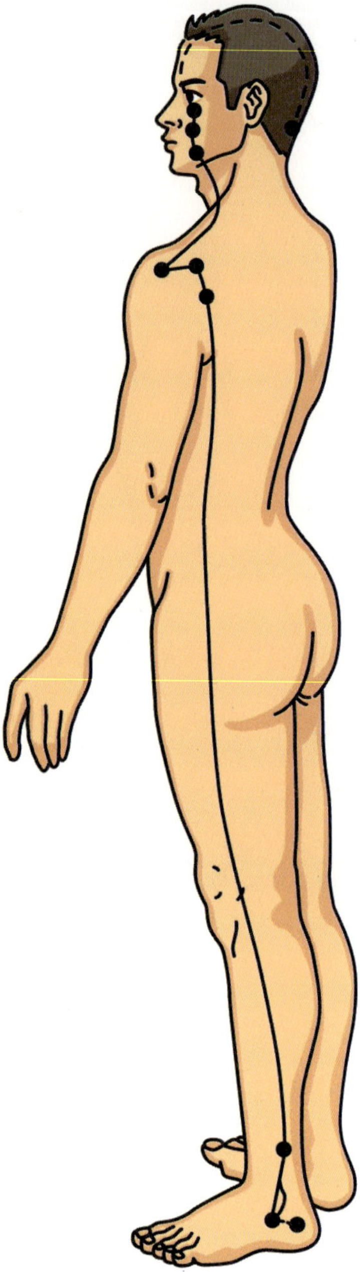

양교맥순행로천도
(陽蹻脈循行路淺圖)

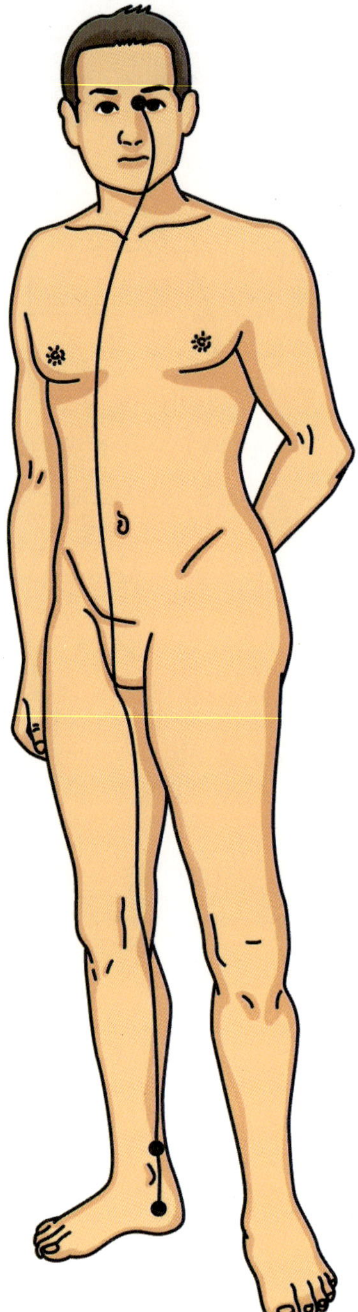

음교맥순행로천도
(陰蹻脈循行路淺圖)

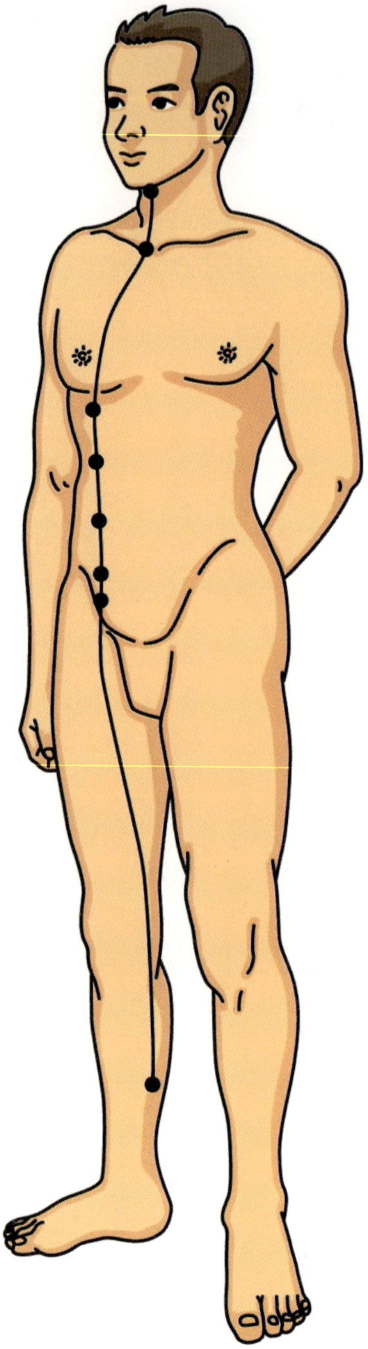

음유맥순행로천도
(陰維脈循行路淺圖)

〈양유맥 순행조천도〉

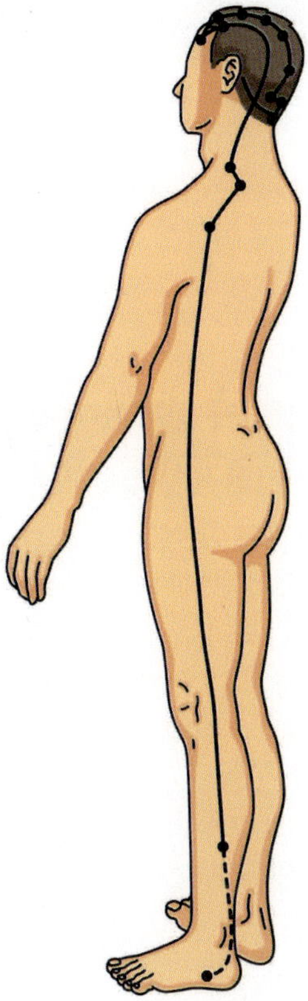

양유맥순행로천도
(陽維脈循行路淺圖)

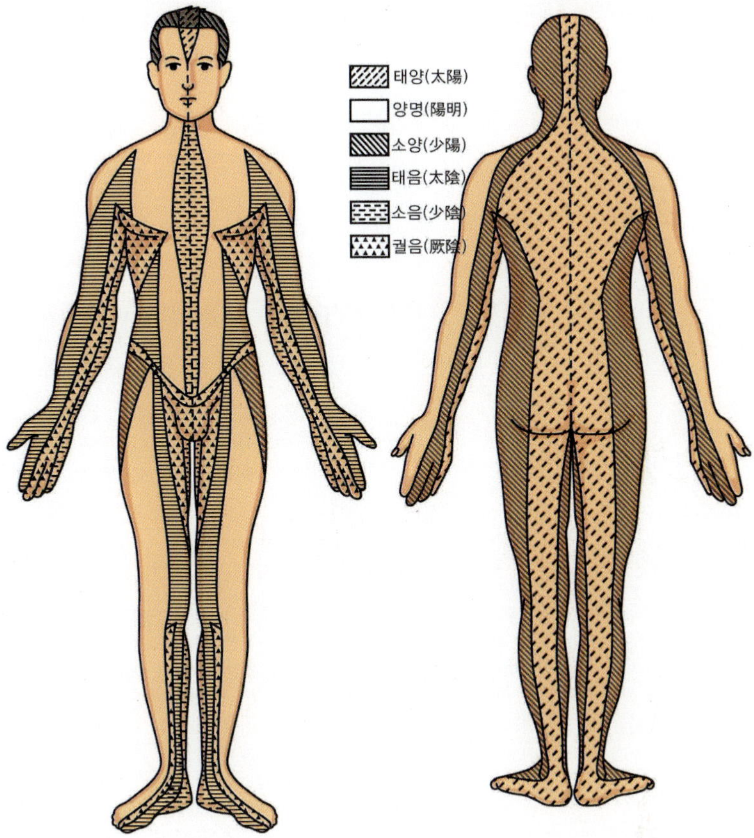

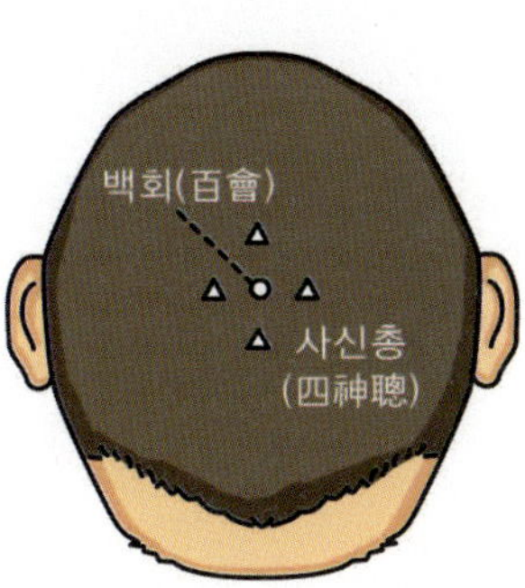

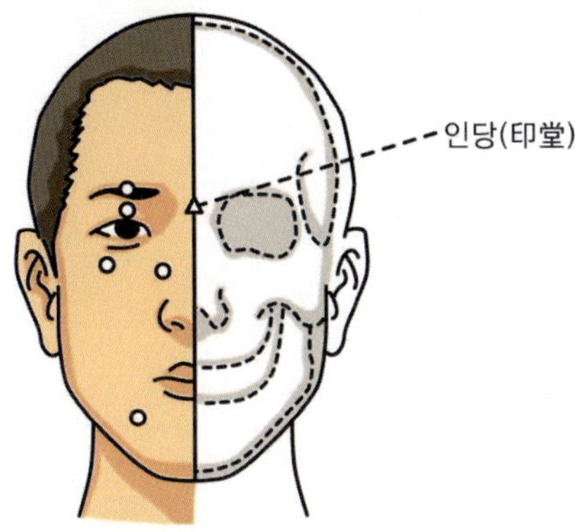

1. 原穴

12경의 근본이 되는 臍中之間의 動氣를 原氣라 하며 이것은 삼초와 밀접한 관련이 있다. 사지의 수족관절 부근에 분포, 임상적으로 병변의 탐색창구로써 중요시 된다.

2.募穴

募는 결집한다는 뜻으로 장부의 經氣가 결집하는 곳으로, 장부의 병변에 임하여 압통, 경결, 과민이 되어 반응을 나타내므로 장부의 진단과 치료에 유용하다. 흉복부에 존재하며, 복부 정중선(임맥)상에 그 반수, 나머지 반은 좌우 대칭으로 존재, 장부의 명칭과 똑같은 경락상에 있는 것은 폐, 담, 간 뿐이며 나머지는 다른 경락에 속해 있다.

〈12장부의 원혈, 모혈 및 위치〉

12장부		原穴	위치	募穴	경락	모혈의 위치
폐장		태연		중부	폐경	
대장		합곡		천추	위경	
위장		충양		중완	임맥	
비장		태백		장문	간경	11늑골 밑
심장		신문		거궐	임맥	검상돌기 밑 2촌
소장		완골		관원	임맥	배꼽 밑 3촌
방광		경골		중극	임맥	4촌
신장		태계		경문	담경	12늑골 밑
심포		대릉		잔중	임맥	
삼초		양지		석문	임맥	배꼽 밑 2촌
담낭		구허		일월	담경	기문밑 1.5촌(7~8늑골)
간장		태충		기문	간경	거궐 옆 3.5촌 (6~7늑골)

〈12경맥의 명칭 및 표리 관계표〉

부 위		臟經 (內側, 裏, 陰)		腑經 (外側, 表, 陽)	
手經	前	수태음	폐경	수양명	대장경
	側	수궐음	심포경	수소양	삼초경
	後	수소음	심경	수태양	소장경
足經	前	족태음	비경	족양명	위경
	側	족궐음	간경	족소양	담경
	後	족소음	신경	족태양	방광경

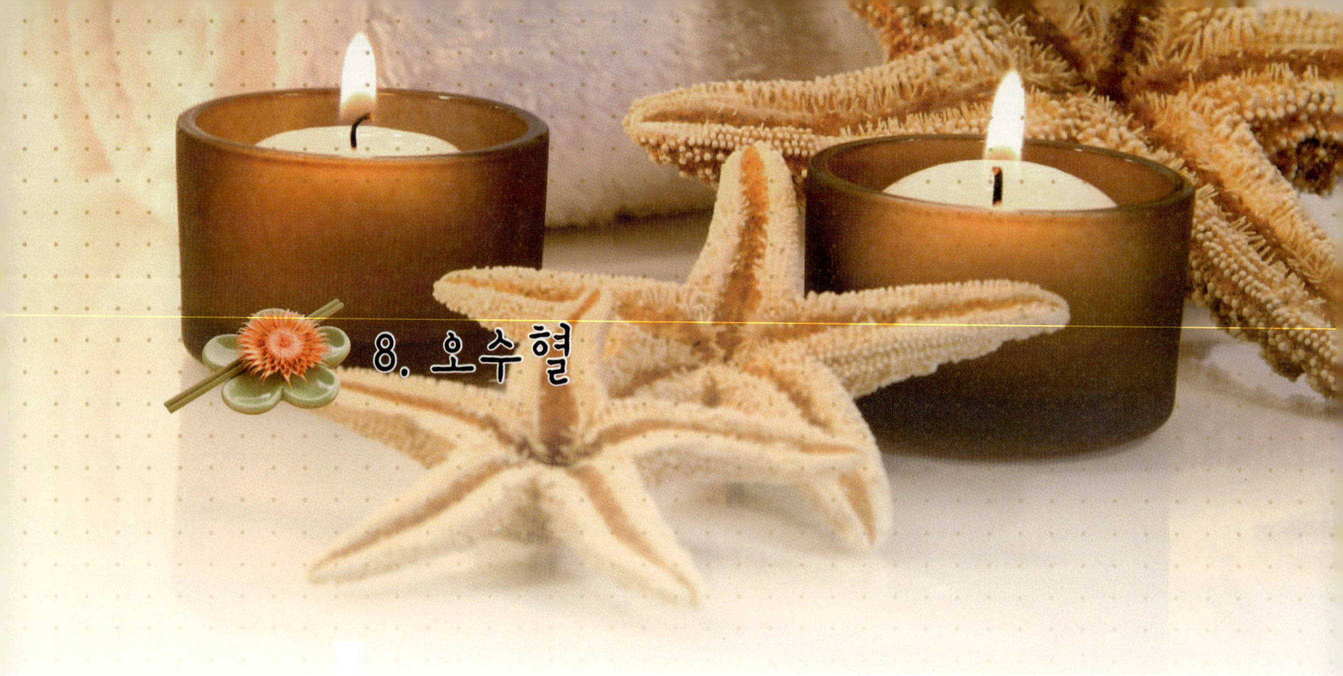

8. 오수혈

	井	滎	兪	經	合	原	募
수태음 폐경	소상	어제	태연	경거	척택		
수궐음 심포경	중충	노궁	대릉	간사	곡택		
수소음 심경	소충	소부	신문	영도	소해		
수양명 대장경	상양	이간	삼간	양계	곡지		
수소양 삼초경	관충	액문	중저	지구	천정		
수태양 소장경	소택	전곡	후계	양곡	소해		
족양명 위경	여태	내정	함곡	해계	족삼리		
족소양 담경	족규음	협계	족임읍	양보	양릉천		
족태양 방광경	지음	족통곡	속골	곤륜	위중		
족태음 비경	은백	대도	태백	상구	음릉천		
족궐음 간경	대돈	행간	태충	중봉	곡천		
족소음 신경	용천	연곡	태계	복류	음곡		

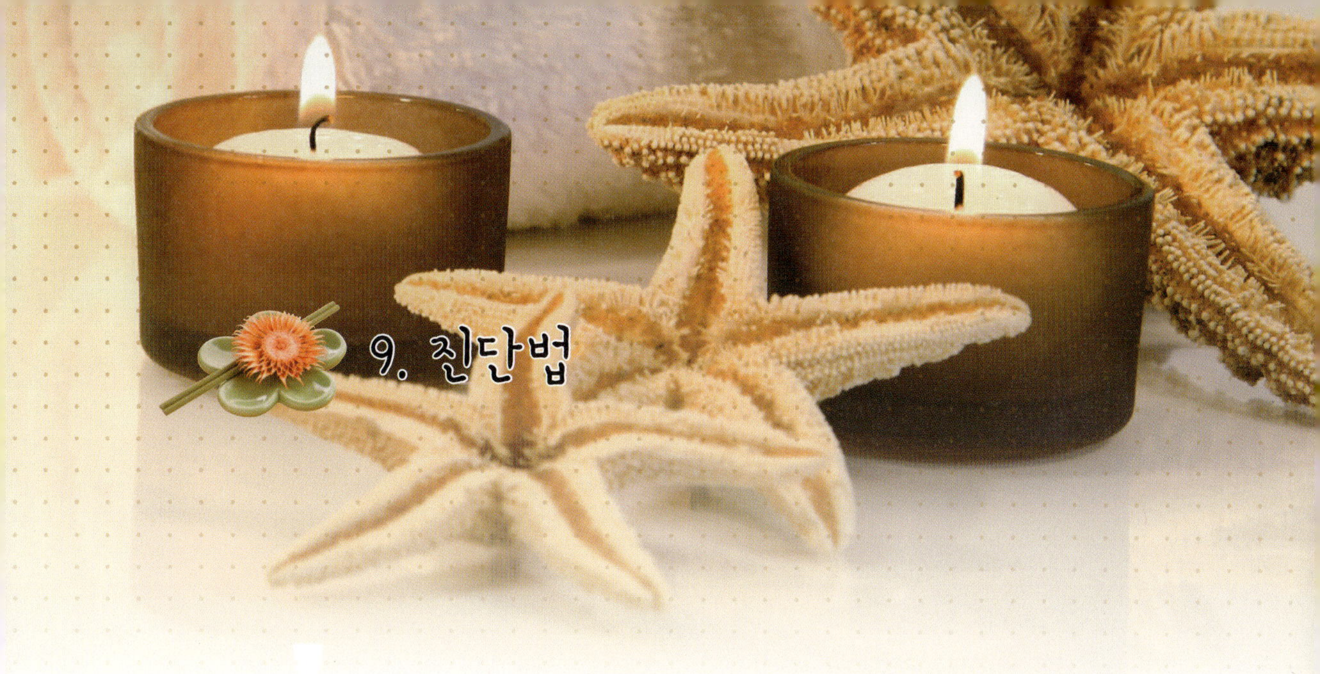

9. 진단법

1. 경락(경혈) 진단법 : 원혈, 모혈, 배유혈 등

2. 맥진법

	움직임	냉온감	힘의 방향
허증	약하다.	냉하고, 차다.	당긴다.
실증	없다.	덥고, 뜨겁다	밀친다.

3. 氣진단법

1) 저린 기운, 아린 기운 : 만성적인 염증

2) 마비, 축축한, 가시에 찔린 느낌 : 종양, 염증이 있는 경우

[각 장기의 기진단]

1. 간과 담낭의 진단

① 건강한 간과 담낭의 기는 따뜻하게 느껴진다.

② 실증 : 뜨거운 기 → 간이 독소나 감정적 스트레스로 과열

③ 허증 : 농후하고 뜨거운 기 → 간이 약하고 울혈

2. 폐의 진단

① 건강한 폐의 기는 서늘하고 건조하게 느껴진다.

② 실증 : 건조하고 뜨겁다.

③ 허증 : 습하고 서늘

3. 심장의 진단

① 건강한 심장의 기는 따뜻하고 활력있게 느껴진다.

② 실증 : 뜨겁고, 긴장되고, 팽창

③ 허증 : 서늘하고 덜 팽창

4. 비장의 진단

① 건강한 비장의 기는 미지근하게 느껴진다.

② 실증 : 뜨겁고 습하다.

③ 허증 : 서늘하고 습하다.

5. 신장의 진단

① 건강한 신장의 기는 서늘하다.

② 실증 : 습하고, 끈적끈적하고, 뜨겁다.

③ 허증 : 습하고 차갑다.

4. 腹診法

5. 척추 진단법

6. 배꼽 진단법

7. 얼굴 진단법

1) 얼굴색 : 청(녹), 황, 적, 백, 흑

2) 얼굴의 선

3) 뾰루지(發疹)

(1) 코

① 콧날 상단(a) : 목

② 콧날 중앙 위(b) : 폐

③ 콧날 중앙(c) : 심장

④ 콧날 중앙 아래(d) : 간

⑤ 코끝(e) : 비장

⑥ 코끝 옆(f) : 위장

⑦ 코 아래(g) : 자궁, 방광

(2) 눈

① 눈꺼풀 위(a) : 가슴

② 눈시울(b) : 담낭

③ 아래 눈꺼풀의 눈시울 쪽(c) : 소장, 대장

④ 아래 눈꺼풀의 눈초리 쪽(d) : 신장

⑤ 눈초리(e) : 손과 발

(3) 볼

4) 눈과 그 주위

(1) 눈의 흰자위

① 충혈 : 폐, 청색 : 빈혈

② 황색 : 濕熱

③ 청자색(青紫色) : 눈꺼풀 안의 출혈, 뇌

(2) 눈동자와 주위

① 흐리멍텅 : 정력의 쇠퇴

② 올라간 느낌 : 정신피로

(3) 눈의 주위

① 흑색 : 신장

② 붓는다 : 괴로, 쇠약

③ 적색 : 심장

④ 청색 : 간장

⑤ 황색 : 비장

⑥ 흰색 : 폐장

⑦ 아래 꺼풀이 줄어든다 : 담낭

⑧ 눈 위가 검다 : 신장

5) 코

① 흰색 : 폐

② 콧방울이 이어지는 부위가 거칠거칠 : 위

③ 코끝이 적색 : 비장

④ 콧등에 윤기가 없다 : 스트레스

⑤ 코에 기름이 흐른다 : 과로

6) 입과 입술

(1) 윗입술

① 윗 부분 : 위의 윗 부분

② 중간 부분 : 위의 중간 부분

③ 아랫부분 : 십이지장

(2) 아랫입술 : 소장, 대장

① 입술이 부으면 소화관이 팽창

② 아래입술이 바깥으로 부으면 변비 경향

③ 입술의 점과 염증 : 소화관의 궤양과 피의 정체

④ 입술 끝이 갈라진다 : 위장

⑤ 입술이 희다 : 소장, 대장 부위의 피가 부족, 흡수력 불량, 빈혈

⑥ 입술이 거칠다 : 비장

⑦ 입술이 보랏빛 : 심장

⑧ 입안이 극도로 빡빡하다 : 소장, 대장이 빡빡, 흡수력 불량

7) 혀

① 백태 : 담낭

② 창백 : 陽 혹은 피의 부족, 심장, 비장

③ 황태 : 위장,소화기관

④ 적색 : 심장

⑤ 빨간 반점 : 신장, 위 기능 감퇴

⑥ 빨간 선 : 영양 부족

⑦ 위축 : 체력 저하

⑧ 갈라진다 : 난치병

⑨ 광택 : 불치병

⑩ 흑태 : 중증

⑪ 남색 : 피의 정체

⑫ 얇은 혀 : 창백하면 피의 부족, 붉고 껍질이 벗겨져 있으면 음부족

⑫ 깊은 자주색 : 심각한 피의 정체, 심각한 간이나 심장의 문제

⑭ 부어오른 창백한 혀 : 습함과 양부족

⑮ 뻣뻣한 혀 : 風의 문제

⑯ 떠는 혀 : 비장의 기 부족

⑰ 두껍고 흰 외피 : 寒氣

⑱ 노란 외피 : 熱

⑲ 과도한 습기 : 액체의 순환 불량

⑳ 너무 건조 : 몸에 과도한 열

8) 귀

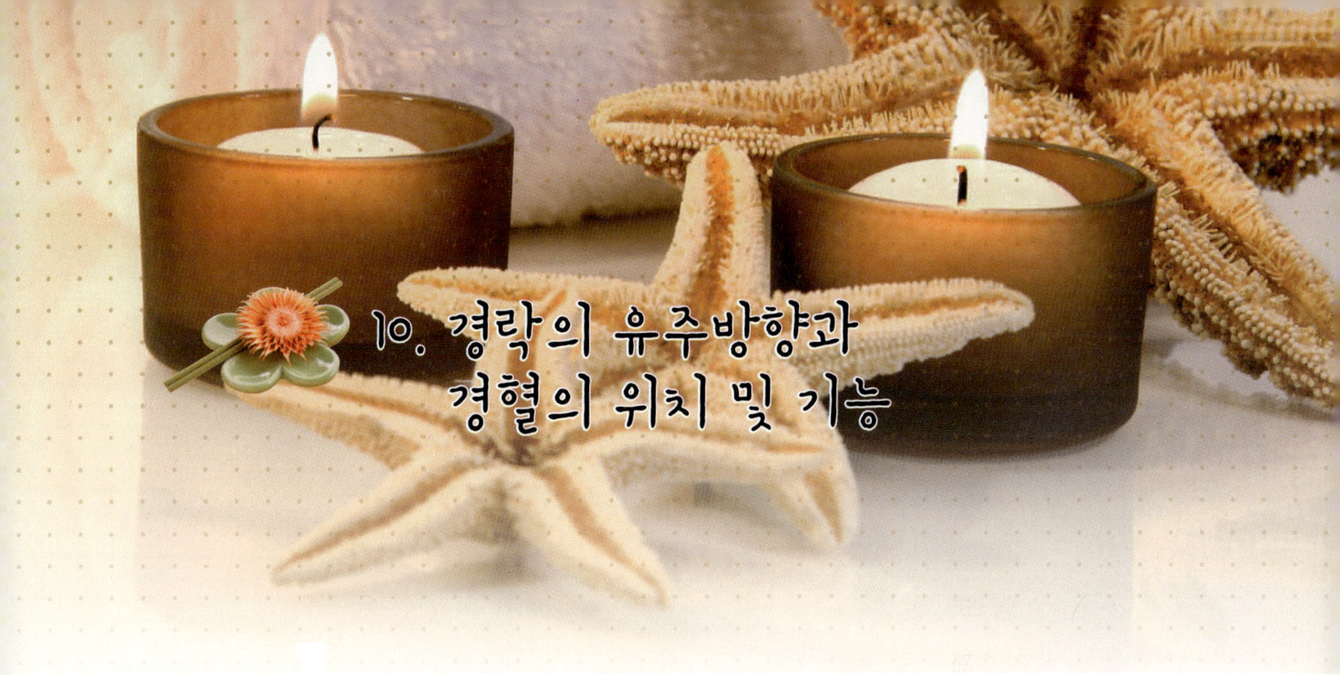

10. 경락의 유주방향과 경혈의 위치 및 기능

1. 경락의 기능

1) 수태음 폐경 (호흡작용)

기능 : 폐는 생명활동의 근원이 되는 氣를 외계에서 받아들여 그것을 인체의 기까지 분해하는 외계적응의 작용을 하고 있다. 이 작용은 기력이 되어 外患에 저항하고 또는 산소를 받아들이고 이산화탄소를 배출한다.

2) 수양명 대장경(배설작용)

기능 : 대장은 폐를 돕고 인체의 내외면에서 분비의 배설을 하고 기의 정체를 막는 작용이 있으며 모든 것을 밖으로 보내는데 관계가 있다.

3) 족양명 위경(소화작용)

기능 : 胃는 구강에서 식도, 십이지장 근처까지의 소화관의 총칭이며, 이 기능을 돕는 신체의 운동과 체온발생 및 생식선 작용에 관계가 있다.

4) 족태음 비경(저장작용)

기능 : 脾는 췌장을 중심으로 하여 온몸의 消化腺(타액, 위, 담즙, 소장의 각 腺)과 유방과 난소의 생식선도 포함하고 있다. 지나치게 생각을 많이 하면 운동부족이 되어 소화액 분비가 잘 안되고 소화력이 약해진다.

5) 수소음 신경(순환작용)

기능 : 心은 마음을 일컬으며 감정적인 정신의 통제기능이고 외계의 자극을 내계의 적응작용으로 전환하는 일을 한다. 체내혈액으로 배분을 지배하고 대뇌와 오관의 작용을 통해서 전신을 통제하고 있다.

6) 수태양 소장경(전환작용)

기능 : 소장은 식물을 영양으로 전환시키고 체액성분을 구성하는 것으로 전신을 통제한다. 정신적 불안이나 감정흥분, 쇼크, 화를 내거나 斷腸의 심정 때문에 소장에 혈액이 정체되면 어혈이 되어 온몸에 영향을 미친다.

7) 족태양 방광경(청정작용)

기능 : 방광은 신장의 내분비와 협조하는 간뇌, 뇌하수체, 자율신경계의 일과 생식기능도 맡아보는 비뇨기 주변의 장기를 말한다. 또 체액청정의 최종산물인 尿를 배설한다.

8) 족소음 신경(精氣作用)

기능 : 腎은 체액성분과 내분비기능 조정에 의해서 신체에 精氣를 주고 스트레스에의 저항력을 맡고 있다. 또한 체내 毒物의 처리를 깨끗하게 한다.

9) 수궐음 심포경(보호작용)

기능 : 심포는 심장을 보좌하는 순환계의 기능작용을 뜻하고 심장, 심낭, 관상동맥을 중심으로 하는 脈管系를 말하며 전신의 영양을 맡아본다.

10) 수소양 삼초경(통제작용)

기능 : 삼초는 소장을 보좌하고 命門의 원기를 분포하고 전신을 순환하는 것으로 임파계의 보호작용을 뜻한다.

11) 족소양 담경(발효작용)

기능 : 膽은 영양의 배분을 맡아보고 소화선에 관계하는 내분비 작용에 의해서 전체의 에너지의 균형을 조절한다.

12) 족궐음 간경(배분작용)

기능 : 간은 영양을 저장하고 신체활동의 에너지를 확보해서 저항력을 양성한다. 혈액의 보급, 담즙 생산, 해독 등의 작용을 하며 활력유지에 힘쓰고 있다.

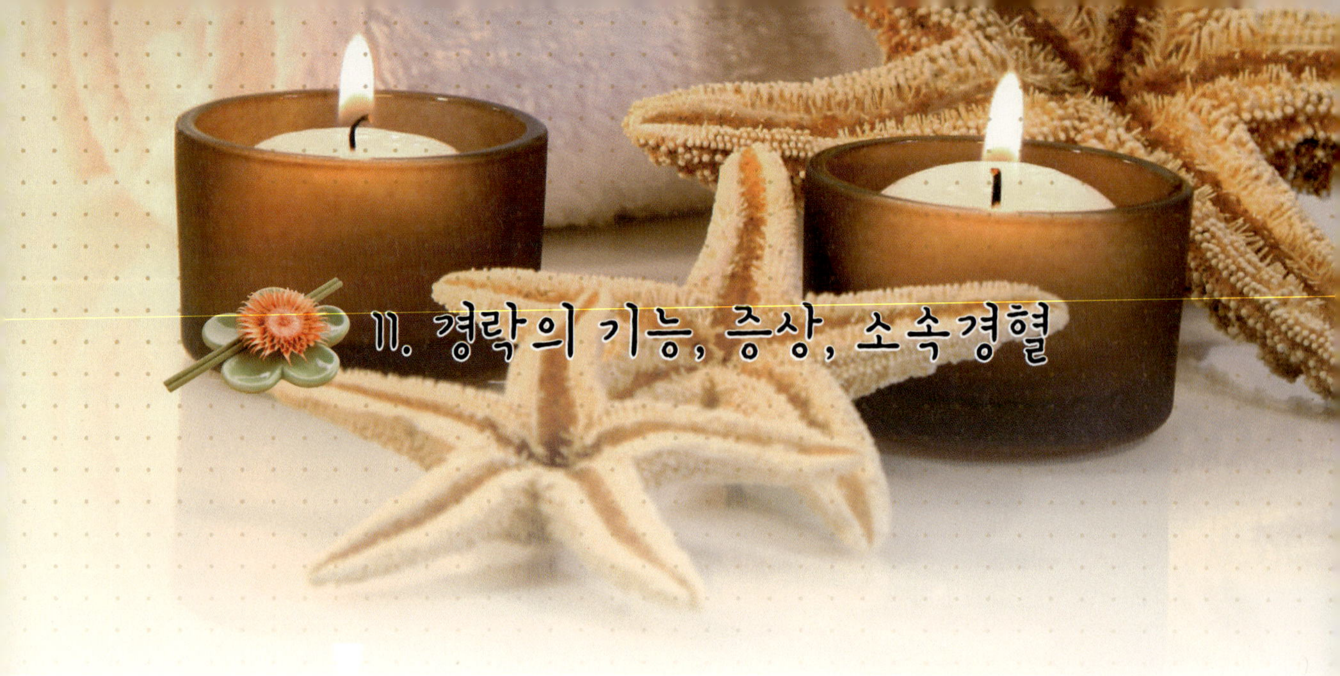

II. 경락의 기능, 증상, 소속경혈

1. 수태음 폐경

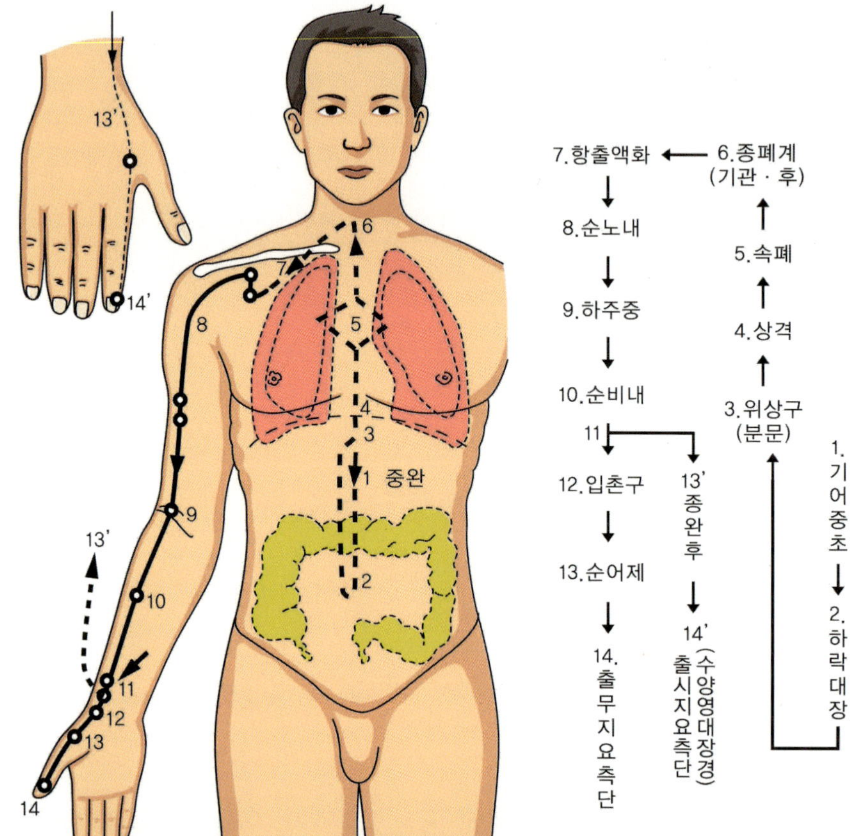

(1) 기능

폐는 생명활동의 근원이 되는 기를 외계에서 받아들어 그것을 인체의 기까지 분해하는 외계적응의 작용을 하고 있다. 이 작용은 기력이 되어 외환에 저항하고 또는 산소를 받아들이고 이산화탄소를 배출한다.

(2) 문제시 나타나는 증상

폐질환, 기침, 천식, 가슴의 통증, 목이 따가움, 엄지손가락 통증, 여드름, 두통, 호흡장애, 입안이 마르고 기침

(3) 소속 경혈

순번	경혈점	주치 및 특징
1	중부	기관지염, 천식, 폐창만, 견배통
2	운문	가슴통증, 가슴이 두근거림, 기관지염, 천식
5	척택	기관지염, 천식, 각혈, 상완 내측통
6	공최	기관지염, 두통, 가슴통증, 목덜미 통증, 팔의 통증
7	열결	머리 뒷덜미 통증, 기관지염, 코막힘, 안면신경마비
9	태연	맥이 없음, 천식, 가슴통증, 어깨 · 등 통증, 손목근처 연조직 질병, 독소가 많이 정체되는 곳
10	어제	발열, 인후종통, 천식, 손목의 염증, 스트레스
11	소상	감기, 중풍, 혼미, 발열, 인후종통, 급체

2. 수양명 대장경

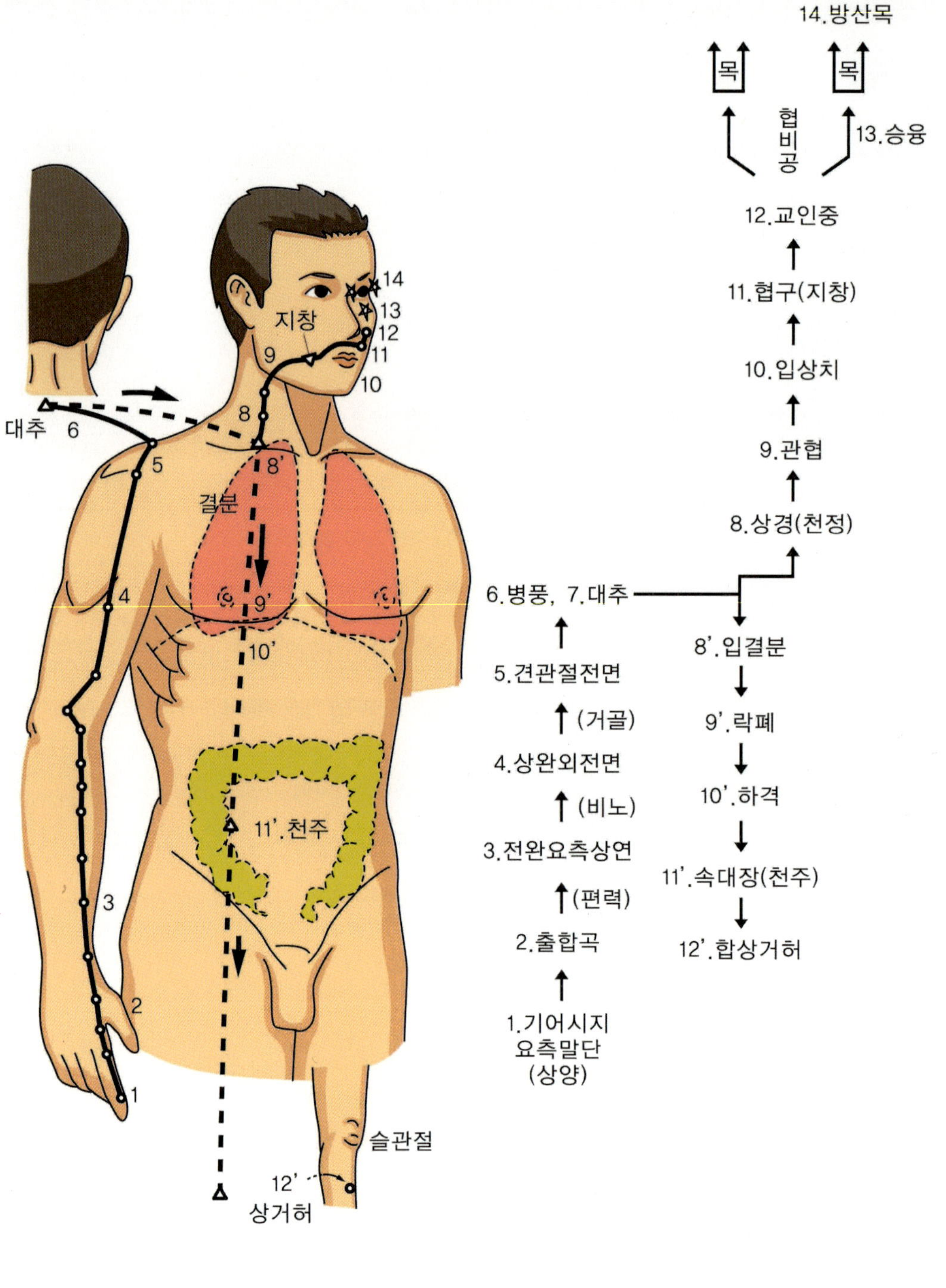
14.방산목
목
목
협
비
공
13.승용
12.교인중
11.협구(지창)
10.입상치
9.관협
8.상경(천정)
6.병풍, 7.대추
8'.입결분
5.견관절전면
(거골)
9'.락폐
4.상완외전면
(비노)
10'.하격
3.전완요측상연
11'.속대장(천주)
(편력)
2.출합곡
12'.합상거허
1.기어시지
요측말단
(상양)
14
13
12
11
10
지창
9
8
대추
6
5
8'
결분
4
9'
10'
11'.천주
3
2
1
슬관절
12'
상거허

(1) 기능

대장은 폐를 돕고 인체의 내외면에서 분비의 배설을 하고 기의 정체를 막는 작용이 있으며 모든 것을 밖으로 보내는데 관계가 있다.

(2) 문제시 나타나는 증상

눈이 황색 기미이고 이가 아프다, 코가 막히고 코피도 나온다. 입이 건조하고 인후가 붓고 두통, 고열, 어깨 관절 앞쪽의 통증, 손목, 손 또는 엄지손가락을 자주 삠

(3) 소속 경혈

순번	경혈명	주치 및 특징
1	상양	발열, 인후종통, 혼미, 이하선염
4	합곡	얼굴오관병증, 발열, 두통, 인후통, 치통, 감기, 안면신경마비, 스트레스
5	양계	두통, 빨간눈, 귀먹음, 이명, 손목통증, 소아소화불량
10	수삼리	중풍, 이하선염, 팔의 통증, 풍습신경통, 설사복통
11	곡지	상지통, 고혈압, 발열, 피부병
13	수오리	각혈, 목임파선 결핵, 폐염, 늑막염, 팔의 통증
14	비노	어깨 · 팔의 쑤심, 상지 저림, 가려움증, 눈병
15	견우	어깨 · 팔의 통증, 상지관절통, 상지마비, 고혈압, 땀이 많이 남
20	영향	코질환, 안면신경마비, 삼차신경통, 담도회충증

3. 족양명 위경

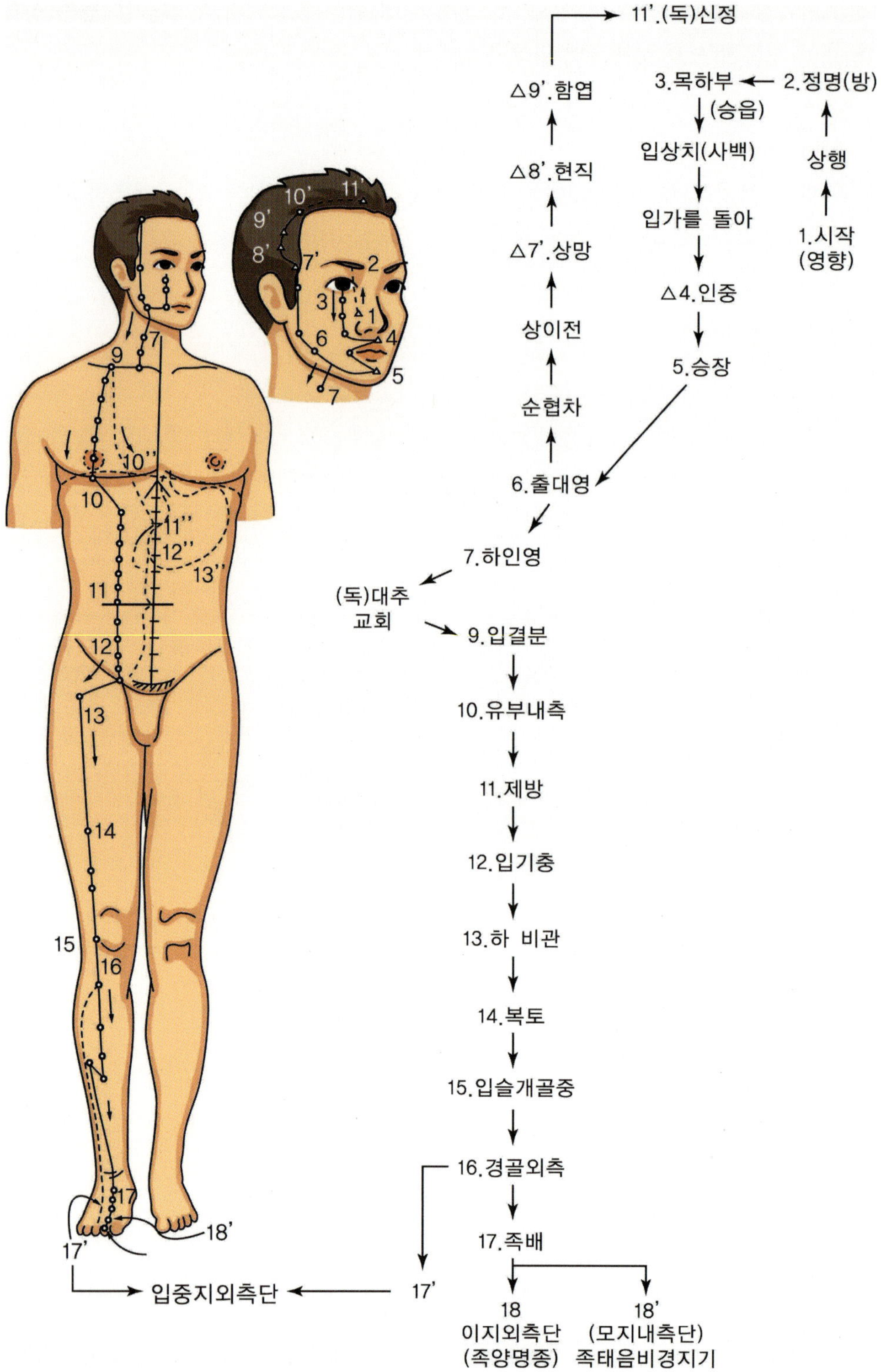
11'.(독)신정
△9'.함엽
3.목하부
2.정명(방)
(승읍)
입상치(사백)
상행
△8'.현직
입가를 돌아
1.시작
(영향)
△7'.상망
△4.인중
상이전
5.승장
순협차
6.출대영
7.하인영
(독)대추
교회
9.입결분
10.유부내측
11.제방
12.입기충
13.하 비관
14.복토
15.입슬개골중
16.경골외측
17.족배
17'
입중지외측단
18
이지외측단
(족양명종)
18'
(모지내측단)
족태음비경지기

(1) 기능

위는 구강에서 식도, 십이지장 근처까지의 소화관의 총칭이며 이 기능을 돕는 신체의 운동과 체온발생 및 생식선 작용에 관계가 있다.

(2) 문제시 나타나는 증상

복부팽만, 복명, 안면이나 피부가 황색기미, 입술이 헐기 쉽다, 몸이 나른하고 여윈다, 설사, 변비, 무릎과 다리 앞쪽 통증, 면역체계 약화

(3) 소속 경혈

순번	경혈명	주치 및 특징
1	승읍	근시, 목적종통, 야맹증, 눈동자 경련, 시신경 위축
2	사백	눈질환, 안면근육경련, 삼차신경통
3	거료	안면근육경련, 삼차신경통, 코막힘, 코피
4	지창	안면근육경련, 침 흘림, 삼차신경통
5	대영	이하선염, 치통, 안면신경마비, 하악관절 경련
6	협거	삼차신경통, 치통, 이하선염, 하악관절경련, 목 뒷덜미 통증
7	하관	삼차신경통, 귀먹음, 치통, 하악관절염
9	인영	고혈압, 기침, 천식, 인후종통, 각혈, 갑상선 종대
12	결분	상지마비 통증, 구역질
18	유근	유즙과소, 유선염, 구역질, 가슴통증
25	천추	설사, 세균성 이질, 복통, 복창, 변비 등 장의 질환
35	독비	무릎 관절통
36	족삼리	위염, 위궤양, 장염, 급성췌장염, 소아소화불량, 설사, 이질, 불면증, 고혈압, 가려움증
41	해계	두통, 발가락 저림, 발목 관절통
42	충양	치통, 안면 신경마비, 복창, 정신병
43	함곡	안면부종, 수종, 장명, 복통, 발등의 통증, 수분대사 장애
45	여태	빈혈, 신경쇠약, 편도선염, 소화불량, 복창

4. 족태음 비경

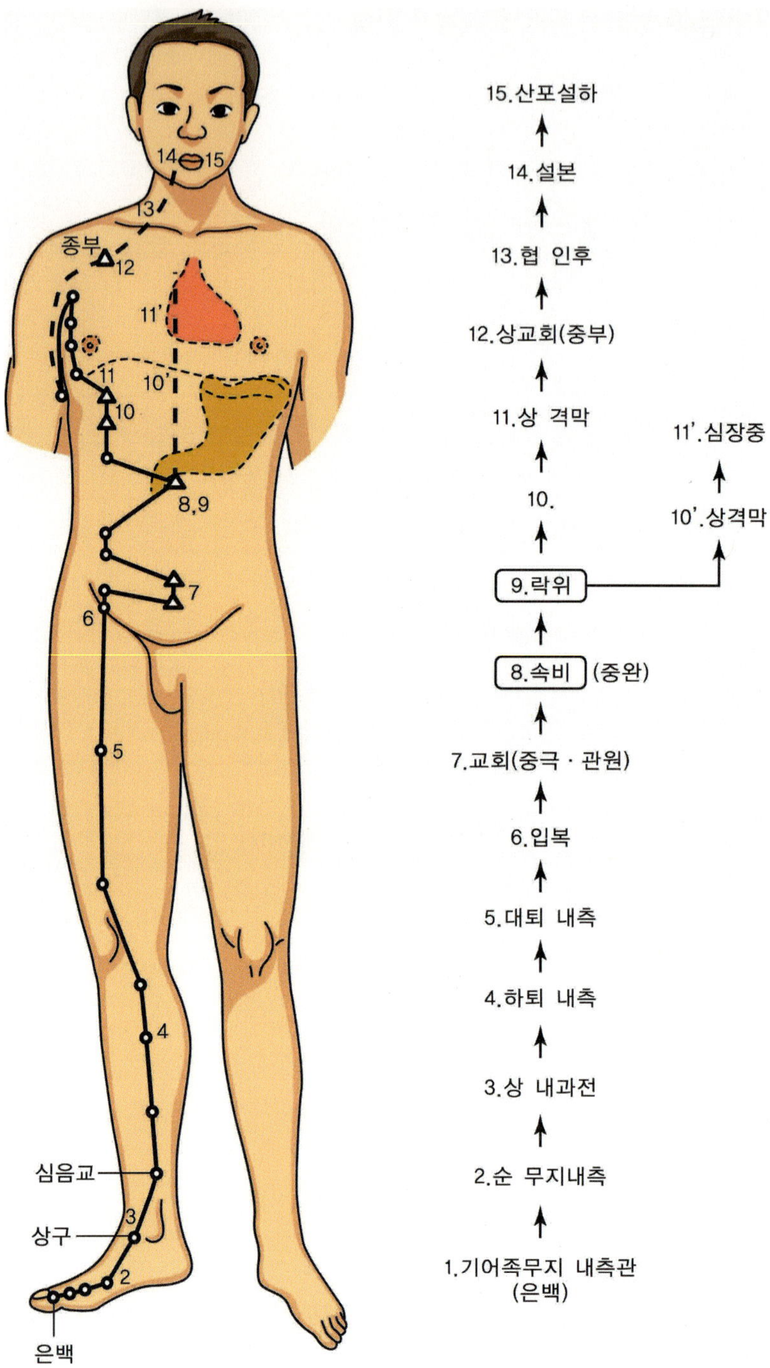

14
15
13
종부
12
11'
11
10'
10
8,9
7
6
5
4
심음교
3
상구
2
은백
15.산포설하
14.설본
13.협 인후
12.상교회(중부)
11.상 격막
11'.심장중
10.
10'.상격막
9.락위
8.속비 (중완)
7.교회(중극 · 관원)
6.입복
5.대퇴 내측
4.하퇴 내측
3.상 내과전
2.순 무지내측
1.기어족무지 내측관
(은백)

(1) 기능(저장 작용)

비는 췌장을 중심으로 하여 온몸의 소화선(타액, 위, 담즙, 소장의 각 선)과 유방과 난소의 생식선도 포함하고 있다. 지나치게 생각을 많이 하면 운동부족이 되어 소화액 분비가 잘 안되고 소화력이 약해진다.

(2) 문제시 나타나는 증상

복부에는 응어리가 있고 자주 트림이 나며 소화가 잘 안된다. 설사가 나고 소변의 양이 적으며 때로는 소변불통이 된다. 족 냉증, 밤에 숙면을 못한다. 다리와 발목의 수종, 월경전 긴장증상, 생리불순

(3) 소속 경혈

순번	경혈명	주치 및 특징
1	은백	복창, 자궁출혈, 꿈, 소아경기, 정신병
3	태백	위통, 복창, 권태, 이질, 만성질환, 피부를 하얗게
4	공손	위통, 구토, 소화불량, 설사, 생리통
6	삼음교	생리불순, 생리통, 유정, 양기위축, 유뇨, 복통, 설사, 신경쇠약, 불면증, 인공유산, 가려움증
9	음릉천	복통, 수종, 소변불리, 유뇨, 유정, 생리불순, 이질
10	혈해	복창, 생리통, 폐경, 가려움증, 생리불순, 자궁출혈
15	대횡	복창, 설사, 변비, 내장마비, 내장 기생충병
21	대포	사지무력, 전신통증, 기침 천식, 가슴 · 옆구리 통증, 늑간 신경통

5. 수소음 심경

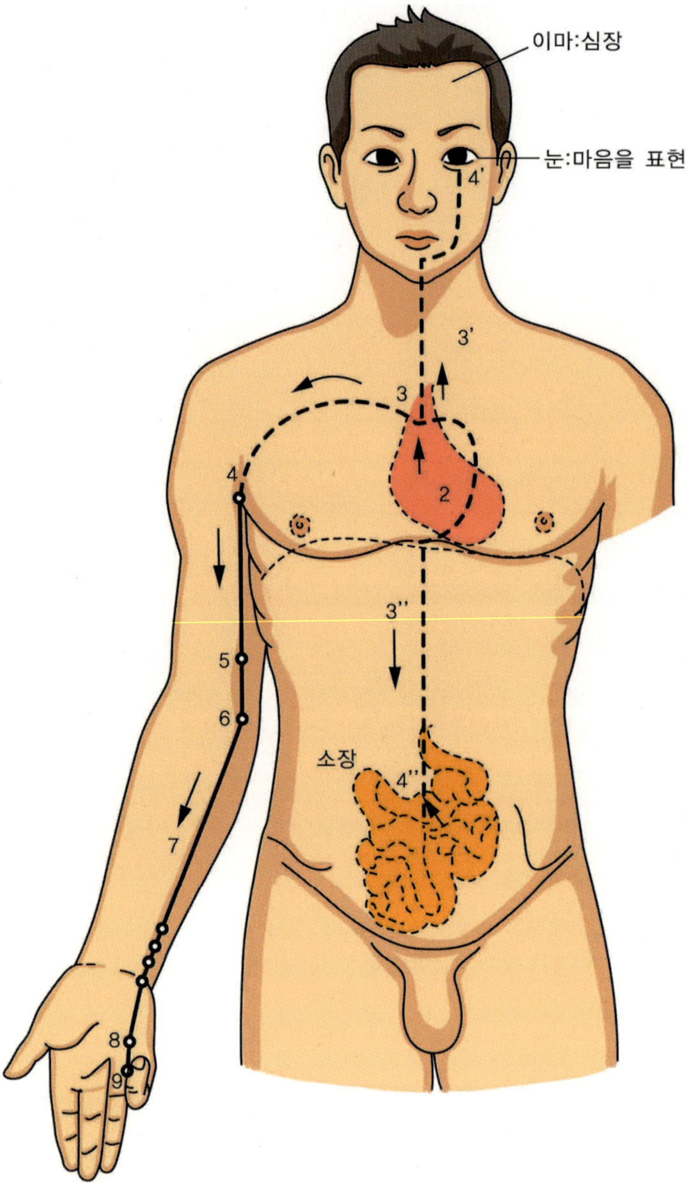

이마:심장
눈:마음을 표현
4'
3'
3
2
4
3''
5
6
소장
4''
7
8
9

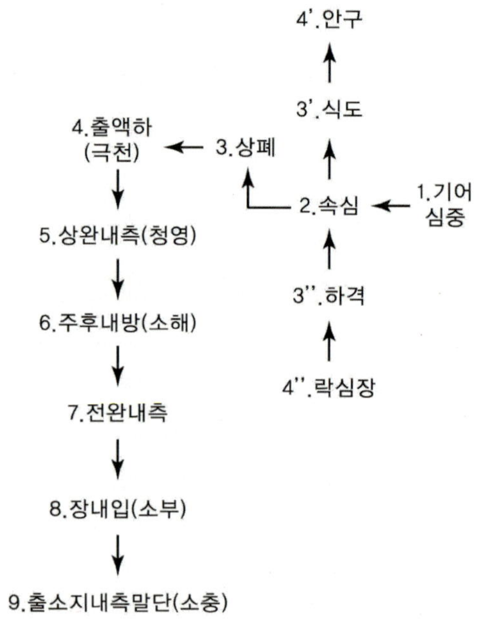

4'.안구
3'.식도
4.출액하
(극천)
3.상폐
2.속심
1.기어
심중
5.상완내측(청영)
3''.하격
6.주후내방(소해)
4''.락심장
7.전완내측
8.장내입(소부)
9.출소지내측말단(소충)

(1) 기능(순환작용)

심은 마음을 일컬으며 감정적인 정신의 통제기능이고 외계의 자극을 내계의 적응작용으로 전환하는 일을 한다. 체내 혈액으로 배분을 지배하고 대뇌와 오관의 작용을 통해서 전신을 통제하고 있다.

(2) 문제시 나타나는 증상

눈이 충혈, 입안이 마르며 가슴이 아프다, 손바닥이 화끈거리고 아프다, 안면이 붉고 상기, 맥박이 빠르고 여름 더위에 강하다.

(3) 소속 경혈

순번	경혈명	주치 및 특징
1	극천	견관절 주위염, 심교통, 옆구리 · 갈비 통증
3	소해	불면증, 심계, 신경쇠약, 정신 분열증, 늑간 신경통
7	신문	건망, 불면, 꿈, 심계, 심교통, 히스테리, 치매예방
9	소충	혼미, 심계, 심통, 인후종통, 정신병

6. 수태양 소장경(Small intestine meridian)

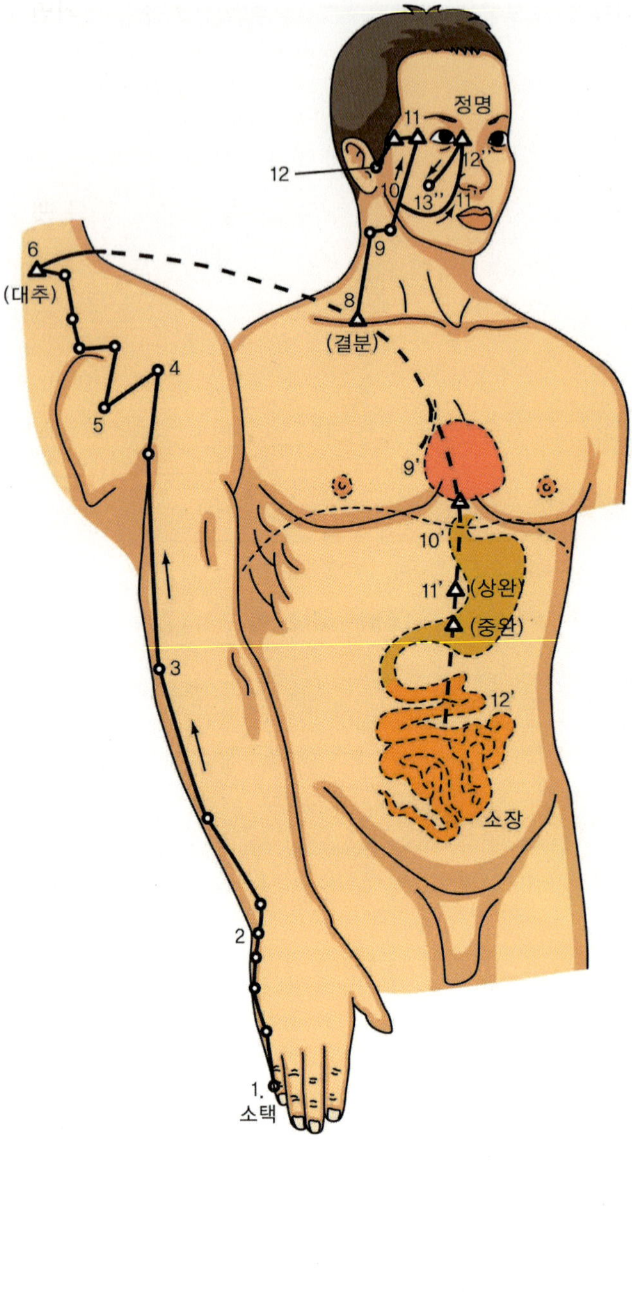

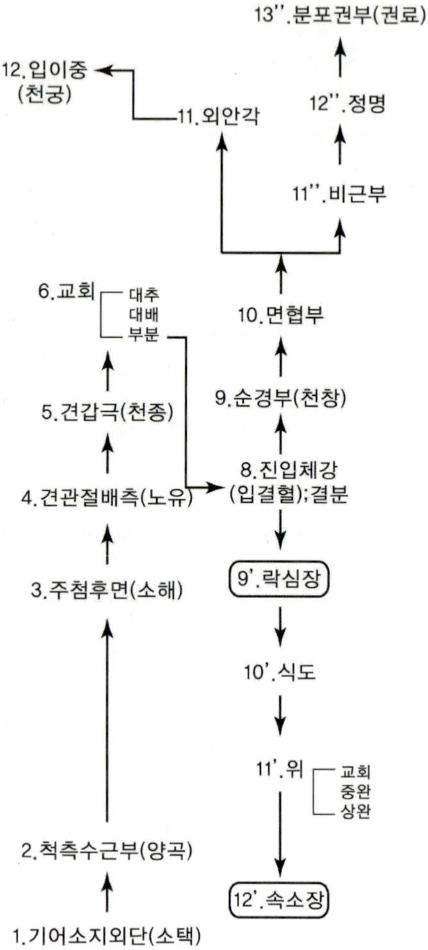

(1) 기능(전환작용)

소장은 식물을 영양으로 전환시키고 체액성분을 구성하는 것으로 전신을 통제한다. 정신적 불안이나 감정흥분, 쇼크, 화를 내거나 단장의 심정 때문에 소장에 혈액이 정체되면 어혈이 되어 온몸에 영향을 미친다.

(2) 문제시 나타나는 증상

목과 턱이 아프다, 손목과 팔꿈치의 통증, 배꼽 중심으로 복부에 어혈, 아침에 뒷목 뻣뻣, 오줌소태

(3) 소속경혈

순번	경혈명	주치 및 특징
1	소택	유선염, 산후 유즙 과소, 두통, 이명
3	후계	머리 뒷덜미 통증, 뒷머리 통증, 요통, 식은 땀, 이명, 늑간신경통
4	완골	머리 뒷덜미 통증, 황달, 구토, 허리와 다리 통증, 이명, 담낭염
5	양곡	손목의 통증, 이하선염, 정신병, 이명, 귀먹음, 흥분시켜줌
8	소해	손, 팔 저림, 뒷 덜미 통증, 어깨 · 등의 통증, 상지 척측통
9	견정	견관절 주위 연조직 질병, 상지 뒤틀림, 겨드랑이 땀
10	노유	중풍마비, 고혈압, 견관절통, 팔 바깥쪽 회전 불가
11	천종	견갑통, 기침 천식, 유즙 과소, 유선염, 팔을 들을 수 없음
12	병풍	견갑통, 팔을 들을 수 없음, 팔이 쑤시고 저림
14	견외유	어깨 · 등의 통증, 어깨와 목 뒷덜미 통증
15	견중유	어깨와 등의 병중, 천식, 기침, 가래
18	관료	치통, 삼차 신경통, 안면 신경마비, 안면 근육경련
19	청궁	이명, 이농, 중이염, 농아, 치통, 안면 신경 마비

7. 족태양 방광경

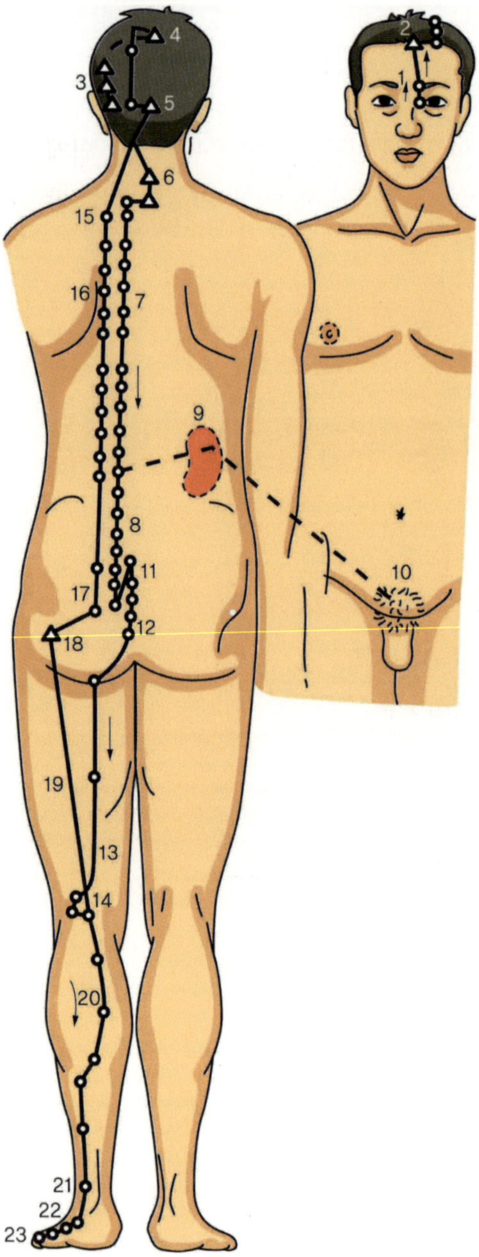
4
3
5
2
1
6
15
16
7
9
8
11
17
10
12
18
19
13
14
20
21
22
23

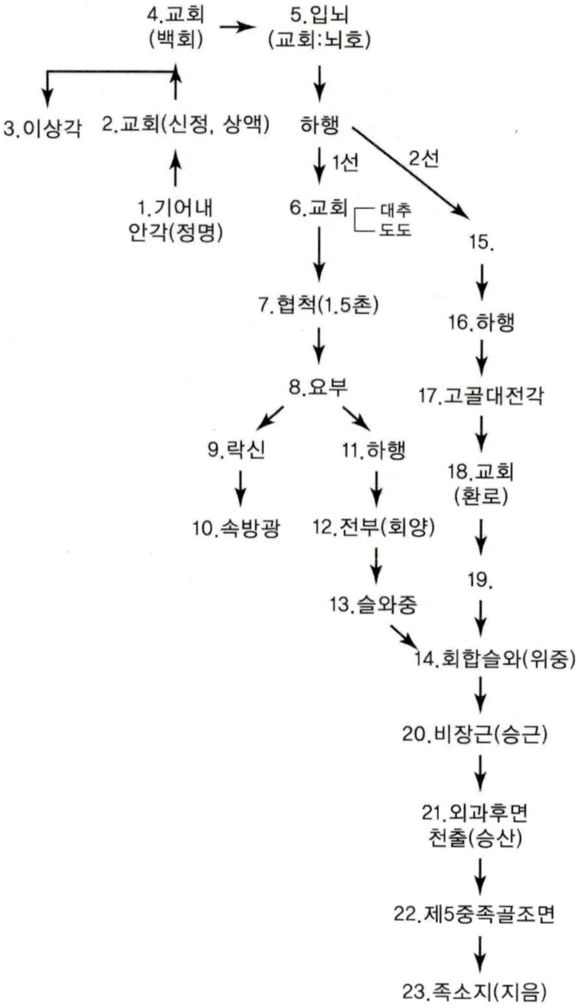
4.교회
(백회)
5.입뇌
(교회:뇌호)
3.이상각
2.교회(신정, 상액)
하행
1선
2선
1.기어내
안각(정명)
6.교회
대추
도도
15.
7.협척(1.5촌)
16.하행
8.요부
17.고골대전각
9.락신
11.하행
18.교회
(환로)
10.속방광
12.전부(회양)
19.
13.슬와중
14.회합슬와(위중)
20.비장근(승근)
21.외과후면
천출(승산)
22.제5중족골조면
23.족소지(지음)

(1) 기능(청정작용)

방광은 신장의 내분비와 협조하는 간뇌, 뇌하수체, 자율신경계의 일과 생식기능도 맡아보는 비뇨기 주변의 장기를 말한다. 또 체액청정의 최종산물인 뇨를 배설한다.

(2) 문제시 나타나는 증상

어깨, 등, 허리가 아프고 치질로 고생, 고관절 굴신 불능, 비복근경련, 동통, 이명, 쉽게 피로, 정력 약함, 겨울에 몸이 부조, 발병하기 쉽다, 비뇨기 질환, 살찌기 쉬운 체질, 두발은 윤기가 없고 관절이 아프다.

(3-1) 소속경혈

순번	경혈점	주치 및 특징
1	정명	결막염, 사시, 근시, 청광안, 시신경염, 시망막염, 시신경위축, 눈물이 흐름
2	찬죽	두통, 삼차신경통, 안면신경마비, 여러 눈의 질환
9	옥침	두통, 현기증, 근시, 코막힘
10	천주	두통, 목 뒷덜미가 딱딱함, 인후종통, 코막힘, 견배통, 목소리가 나오지 않음
11	대저	발열, 기침 가래, 두통, 견갑통, 경항강직, 천식
12	풍문	감기, 기침 가래, 발열, 두통, 천식발작, 만성비염
13	폐유	감기, 기침 가래, 천식, 식은 땀
14	궐음유	심교통, 부정맥, 심계항진등 제심장병, 간질, 정신병, 불면증, 가슴의 통증
15	심유	심계, 기침 가래, 건망, 심교통, 부정맥등 제심질환
16	독유	심내막염, 복통, 장명, 횡격막경련, 유선염, 탈모, 가려움증, 마름버짐(거선)

(3-2) 족태양 방광경 경혈2

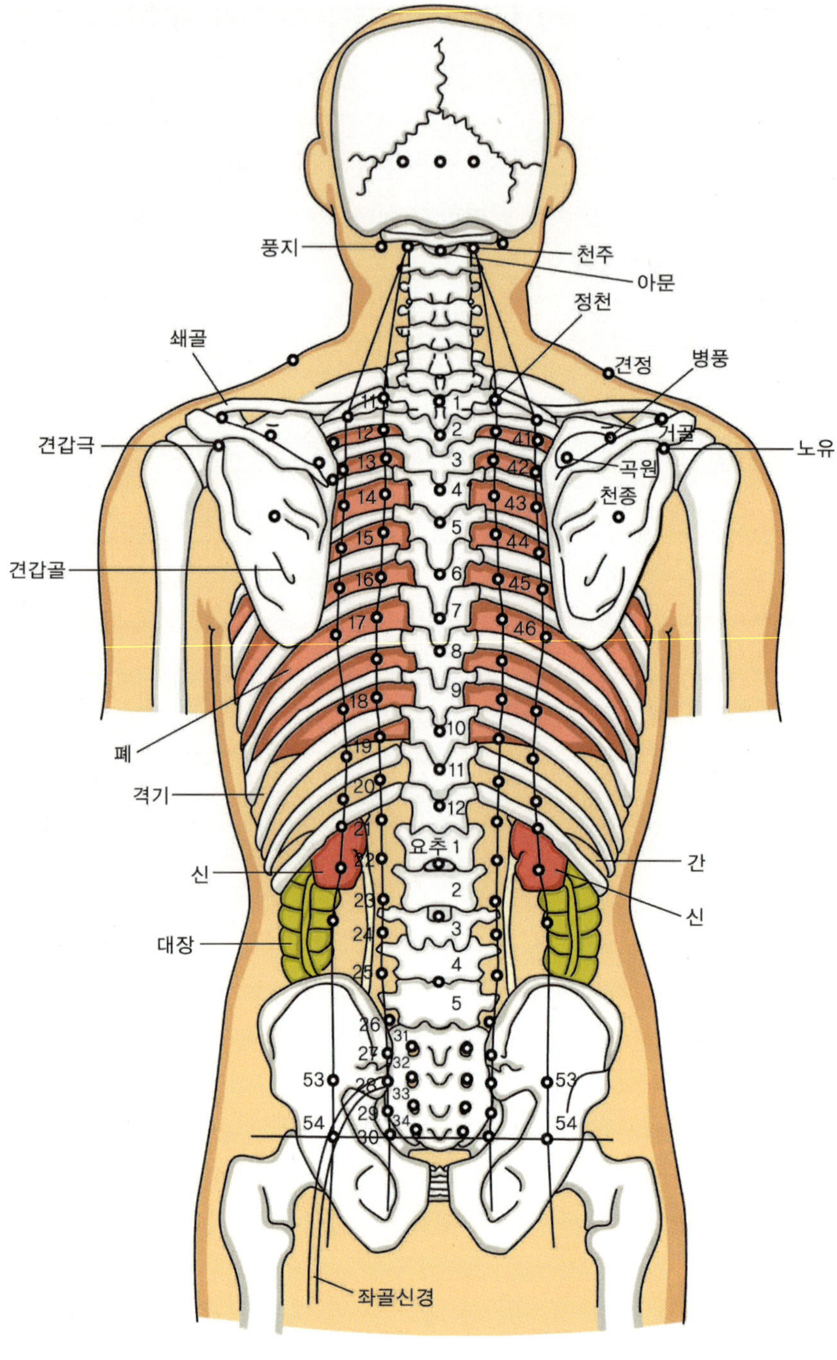

순번	경혈점	주치 및 특징
17	격유	만성출혈성질환, 빈혈, 급성담도감염, 구토, 식도경련, 기침 가래, 폐결핵, 천식 발작
18	간유	간담랑병증, 황달, 옆구리 통증, 위병, 토혈, 코피, 야맹, 척추와 등의 통증
19	담유	황달, 입이 씀, 폐결핵성조열, 여러 담낭의 병, 허리 · 등의 통증
20	비유	복창, 황달, 구토, 설사, 이질, 수종, 비위허약, 소화불량, 간염, 등의 통증
21	위유	협늑통, 위통, 복창, 위암, 구토, 장명, 비위허약, 소화불량, 만성 설사
22	삼초유	복창, 장명, 구토, 설사, 이질, 수종, 요로감염, 허리 · 등의 통증
23	신유	요로감염, 양기 위축, 음기 위축, 월경부조, 대하, 뇨폐, 이명, 이농, 만성설사, 허리 · 등의 통증
24	기해유	복통, 복창, 장명, 설사, 변비, 요통
25	대장유	복통, 장명, 복창, 설사, 변비, 요통, 좌골신경통
26	관원유	복창, 설사, 요통, 유뇨, 당뇨병, 소변 곤란
27	소장유	좌골신경통, 요통, 유정, 유뇨, 장염, 변비, 골반염
28	방광유	요급, 요도통증, 빈뇨, 설사, 변비, 허리 · 천골 통증, 좌골신경통
31	상료	요통, 생리불순, 아랫배 통증, 생리통, 대하, 소변불리, 양기위축, 유정, 탈항
32	차료	요통, 생리불순, 아랫배 통증, 생리통, 대하, 소변불리, 양기위축, 유정, 탈항
33	중료	요통, 생리불순, 아랫배 통증, 생리통, 대하, 소변불리, 양기위축, 유정, 탈항
34	하료	요통, 생리불순, 아랫배 통증, 생리통, 대하, 소변불리, 양기위축, 유정, 탈항
36	승부	허리 · 천골 통증, 좌골신경통, 하지불수, 뇨폐, 변비
37	은문	요배통, 좌골신경통, 하지마비, 하지불수
39	위양	신장염, 방광염, 변비
40	위중	유정, 양기위축, 소변불리, 급성요배통, 좌골신경통, 하지와 무릎의 병증
52	지실	유정, 양기위축, 생리불순, 유뇨, 만성요통, 대소변 불리
54	질변	요저통, 하지저림, 소변불리, 좌골신경통, 골반내 장기질환
57	승산	요퇴통, 좌골신경통, 비복근경련, 하지불수, 치질, 탈항
60	곤륜	두통, 등 · 허리 통증, 좌골신경통, 하지불수, 목덜미 통증
64	경골	두통, 뇌막염, 간질, 허리 · 다리의 통증, 코의 질환
67	지음	머리와 뒷덜미 통증, 분만촉진, 태위부정, 난산, 코막힘

8. 족소음 신경(Kidney merdian)

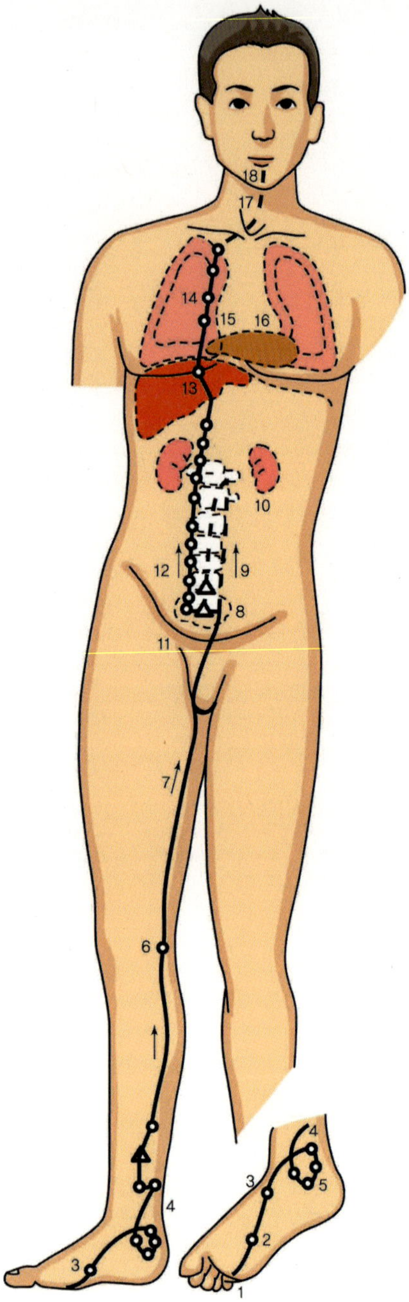

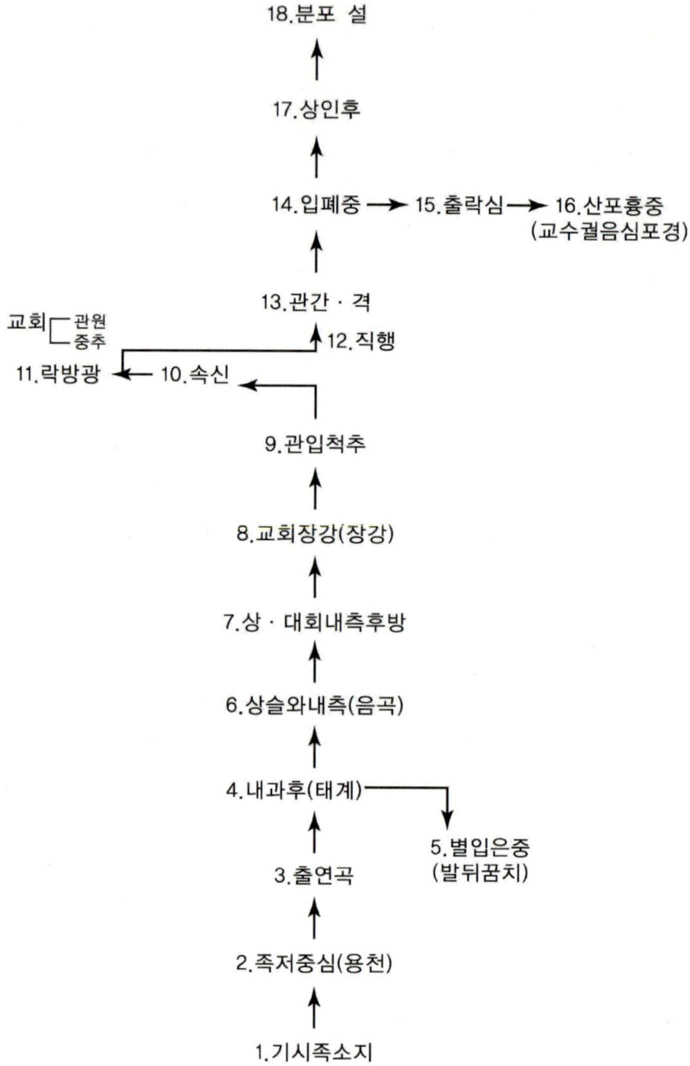

(1) 기능(정기 작용)

신은 체액성분과 내분비기능 조정에 의해서 신체에 정기를 주고 스트레스에 저항력을 맡고 있다. 또한 체내 독소의 처리를 깨끗하게 한다.

(2) 문제시 나타나는 증상

안색이 까무잡잡하고 거칠다, 입에 열이 나고 혀가 건조, 목이 붓고 아프다, 기침할 때 침 속에 피가 섞일 때가 있으며 공복일 때도 식욕이 없다. 설사하기 쉽고 몸이 여윈다, 족저가 화끈거리고 아프다, 수족냉증, 정력쇠약

(3) 소속 경혈

순번	경혈점	주치 및 특징
1	용천	쇼크, 일사병, 고혈압, 뇌일혈, 소아경풍, 히스테리, 간질
3	태계	요통, 유정, 발바닥 통증, 인후통, 신염, 방광염, 신장염, 유뇨
6	조해	생리불순, 신경쇠약, 간질, 변비, 인후염, 편도선염, 불면증
10	음곡	요로감염, 유정, 양기위축, 월경과다, 자궁출혈, 무릎 안쪽의 통증
16	황유	위경련, 장염, 습관성 변비, 구토

9. 수궐음 심포경

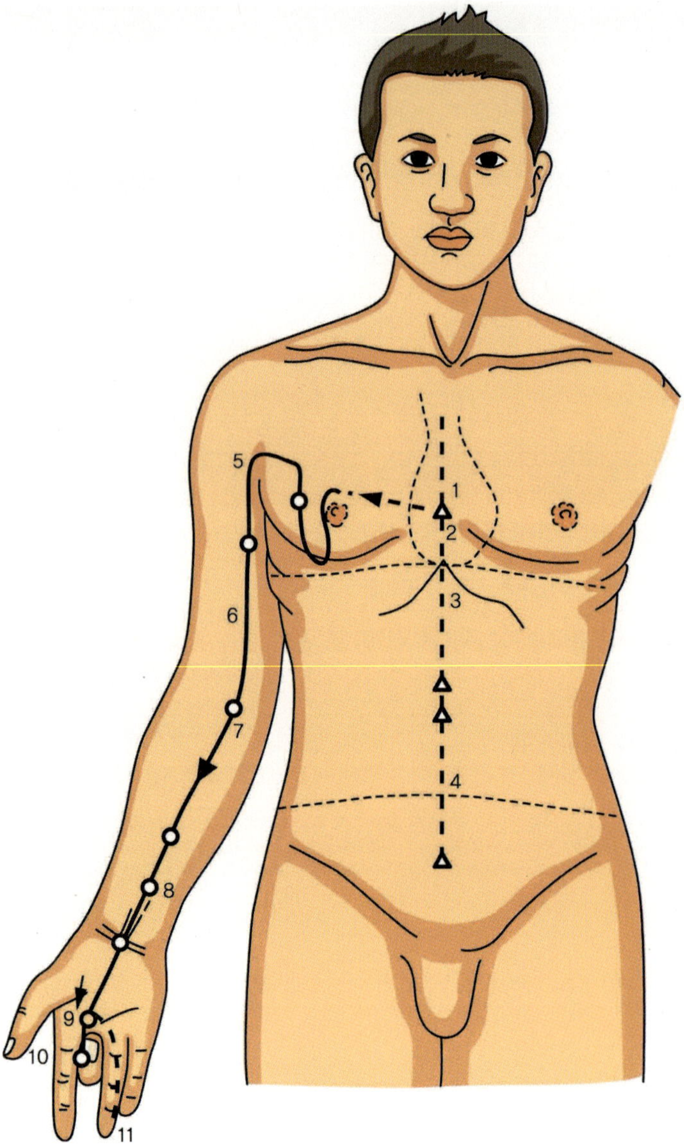
1
2
3
4
5
6
7
8
9
10
11

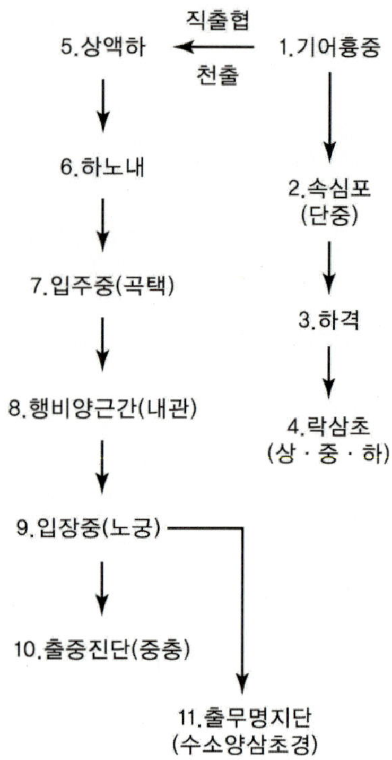
직출협
천출
1.기어흉중
2.속심포
(단중)
3.하격
4.락삼초
(상 · 중 · 하)
5.상액하
6.하노내
7.입주중(곡택)
8.행비양근간(내관)
9.입장중(노궁)
10.출중진단(중충)
11.출무명지단
(수소양삼초경)

(1) 기능(보호 작용)

심포는 심장을 보좌하는 순환계의 기능작용을 뜻하고 심장, 심낭, 관상동맥을 중심으로 하는 맥관계를 말하며 전신의 영양을 맡아본다.

(2) 문제시 나타나는 증상

심장과 가슴의 질환, 비탄에 빠지거나 근시 또는 갑작스런 공포감, 손바닥이 화끈거림, 가슴이 두근거리고 숨이 차다.

(3) 소속경혈

순번	경혈점	주치 및 특징
1	천지	가슴이 두근거림, 겨드랑이 통증, 가슴 옆구리 통증
3	곡택	심계, 심교통, 팔의 통증, 수전증, 급성위장염시구토설사, 일사병
6	내관	흉협통, 위통, 쇼크, 흉통, 속이 울렁거림, 인후종통, 히스테리, 부정맥
7	대릉	심계, 흉통, 정신착란(정신분열), 늑간신경통, 손목의 염증, 최면
8	노궁	정신병, 간질, 일사병, 구토, 흉통, 구강염, 스트레스
9	중충	발열, 혼미, 번민, 불안, 일사병, 심교통, 깨질듯한 두통, 혀가 뻣뻣해짐

10. 수소양 삼초경(Triple Heater meridian)

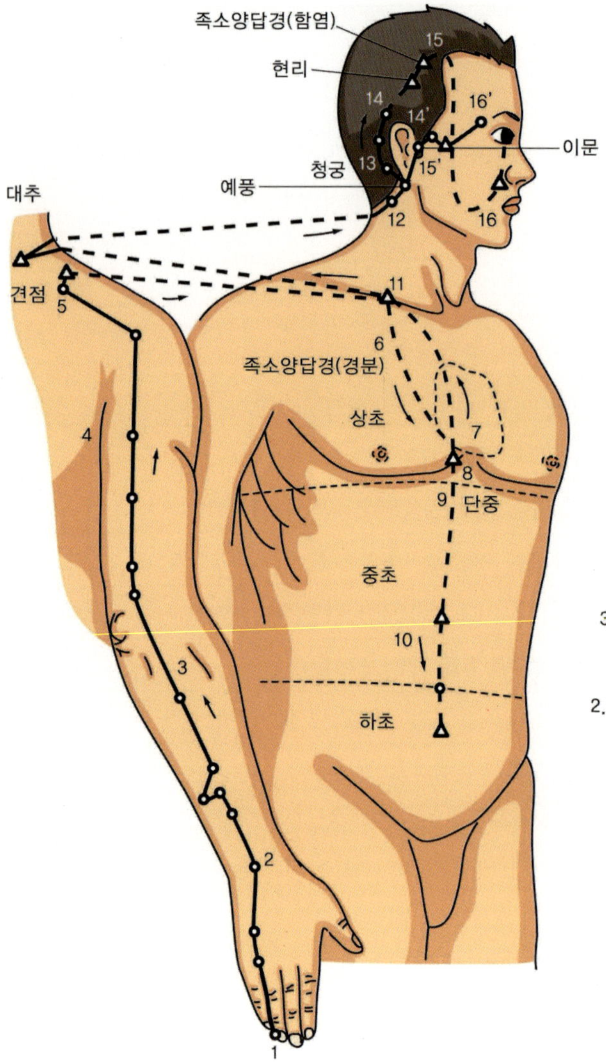

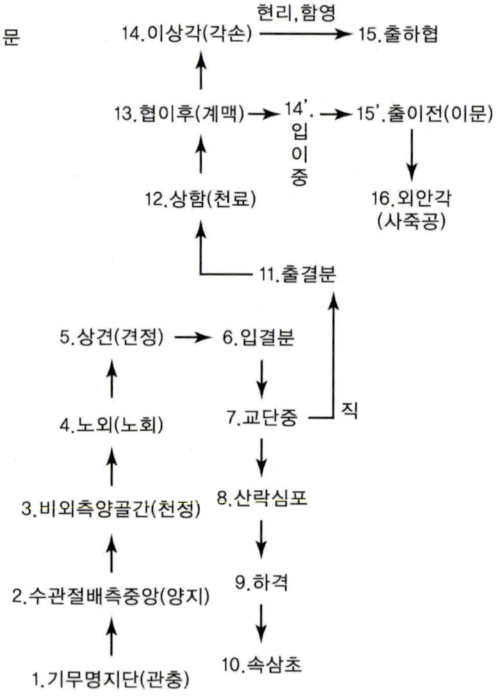

(1) 기능(통제작용)

삼초는 소장을 보좌하고 명문의 원기를 분포하고 전신을 순환하는 것으로 임파계의 보호작용을 뜻한다.

(2) 문제시 나타나는 증상

편두통, 늑골의 통증, 목 양쪽의 질환, 귀와 눈의 질환, 자주 땀이 난다. 자율신경 실조증, 환경변화에 민감

(3) 소속 경혈

순번	경혈점	주치 및 특징
1	관충	후통, 언어불리, 결막염, 발열, 두통, 심번
4	양지	이농, 학질, 손목의 질환, 어깨와 팔의 통증
5	외관	감기, 폐렴, 이농, 편두통, 협늑통, 손가락 마비, 목 뒷덜미 통증
10	천정	팔 · 어깨 · 목 뒷덜미 통증, 옆구리 갈비 통증, 목의 임파선염, 갑상선종대, 머리를 맑게 해줌
14	견료	어깨 · 팔의 통증, 고혈압, 땀을 많이 흘림, 중풍마비
17	예풍	이명, 이농, 농아, 안면신경마비, 이하선염, 치통, 눈의 질환
21	이문	이명, 이농 등 여러 귀의 질환, 치통
23	사죽공	두통, 안면신경마비, 사시 등 여러 눈의 질환

11. 족소양 담경

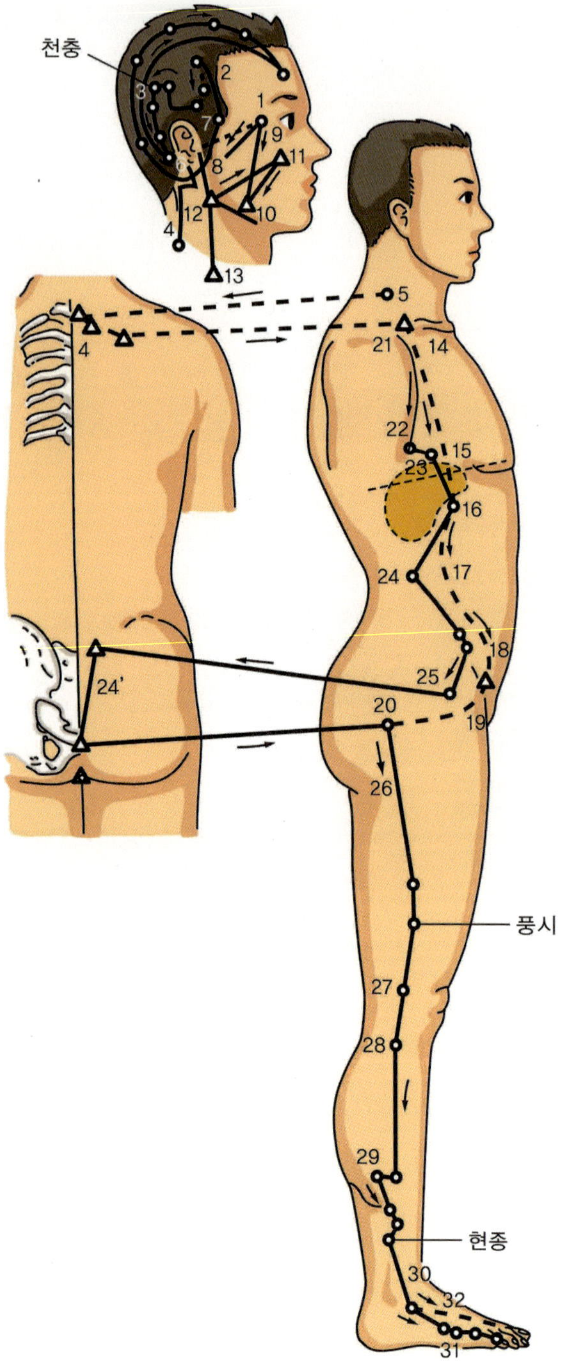
천충
풍시
현종

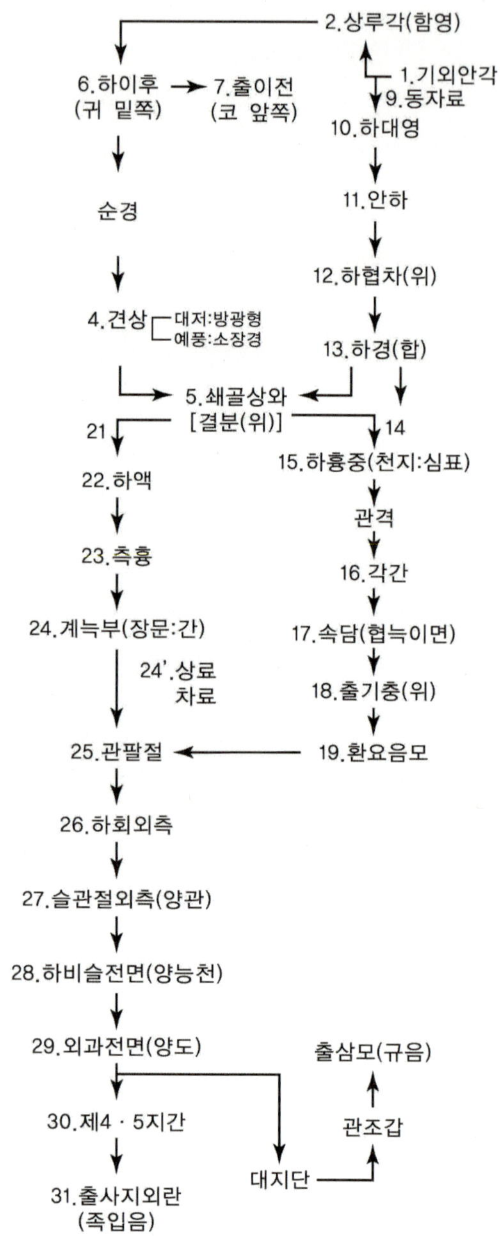
2.상루각(함영)
1.기외안각
9.동자료
6.하이후
(귀 밑쪽)
7.출이전
(코 앞쪽)
10.하대영
순경
11.안하
12.하협차(위)
4.견상
대저:방광형
예풍:소장경
13.하경(합)
5.쇄골상와
[결분(위)]
21
14
22.하액
15.하흉중(천지:심표)
관격
23.측흉
16.각간
24.계늑부(장문:간)
17.속담(협늑이면)
24'.상료
차료
18.출기충(위)
25.관팔절
19.환요음모
26.하회외측
27.슬관절외측(양관)
28.하비슬전면(양능천)
29.외과전면(양도)
출삼모(규음)
관조갑
30.제4 · 5지간
대지단
31.출사지외란
(족입음)

(1) 기능(발효작용)

담은 영양의 배분을 맡아보고 소화선에 관계하는 내분비 작용에 의해서 전체의 에너지의 균형을 조절한다.

(2) 문제시 나타나는 증상

두통, 피부에 윤기가 없고, 입안이 쓰다, 눈이 푸른 기미이고, 손목, 발목 등의 근건이 아프다, 매사에 끈기가 없다, 봄이 되면 몸의 부조로 발병하기 쉽다.

(3) 소속 경혈

순번	경혈점	주치 및 특징
1	동자료	두통, 제안질환, 안면신경마비
2	청회	이명, 이농, 안면신경마비, 치통, 하악관절 경련
3	상관	이명, 이농, 중이염, 치통, 하악관절 경련, 안면신경마비
14	양백	안면마비, 두통, 삼차신경통, 눈병, 안면근경련
20	풍지	감기, 두통, 어지러움, 안병, 비염, 이명, 이농, 고혈압, 뇌부질환, 어지러움, 한쪽 마비
21	견정	목 뒷덜미의 경직, 척추 · 허리 통증, 유방염, 팔을 들을 수 없음
24	일월	위통, 간염, 담낭염, 어깨질환, 구토, 옆구리 · 갈비 통증
25	경문	제신장질환, 요통, 복통, 설사, 장의 통증, 허리 · 다리 통증
29	거료	허리 · 다리 통증, 고관절 주위 통증, 방광염, 고환염
30	환도	좌골신경통, 하지마비, 허리 · 다리 통증
33	슬양관	슬관절통, 하지마비
34	양릉천	슬관절통, 좌골신경통, 옆구리 · 갈비 통증, 담낭염, 하지마목
40	구허	흉협통, 담낭염, 겨드랑이 한쪽마비, 좌골신경통, 고관절 주위 통증
44	족규음	두통, 고혈압, 결막염, 이농, 옆구리 통증, 변비

12. 족궐음 간경

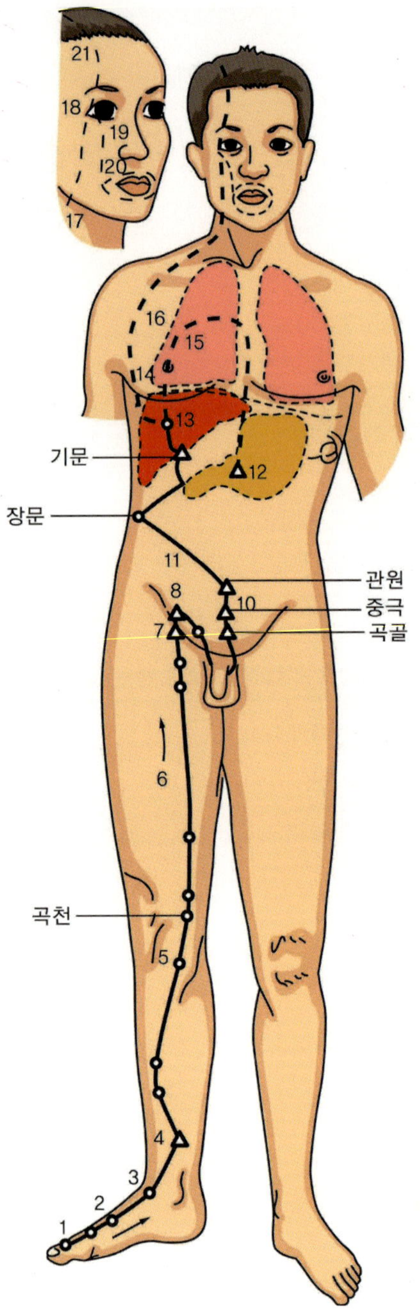
21
18
19
20
17
16
15
14
13
기문
12
장문
11
관원
8
10
중극
7
곡골
6
곡천
5
4
3
2
1

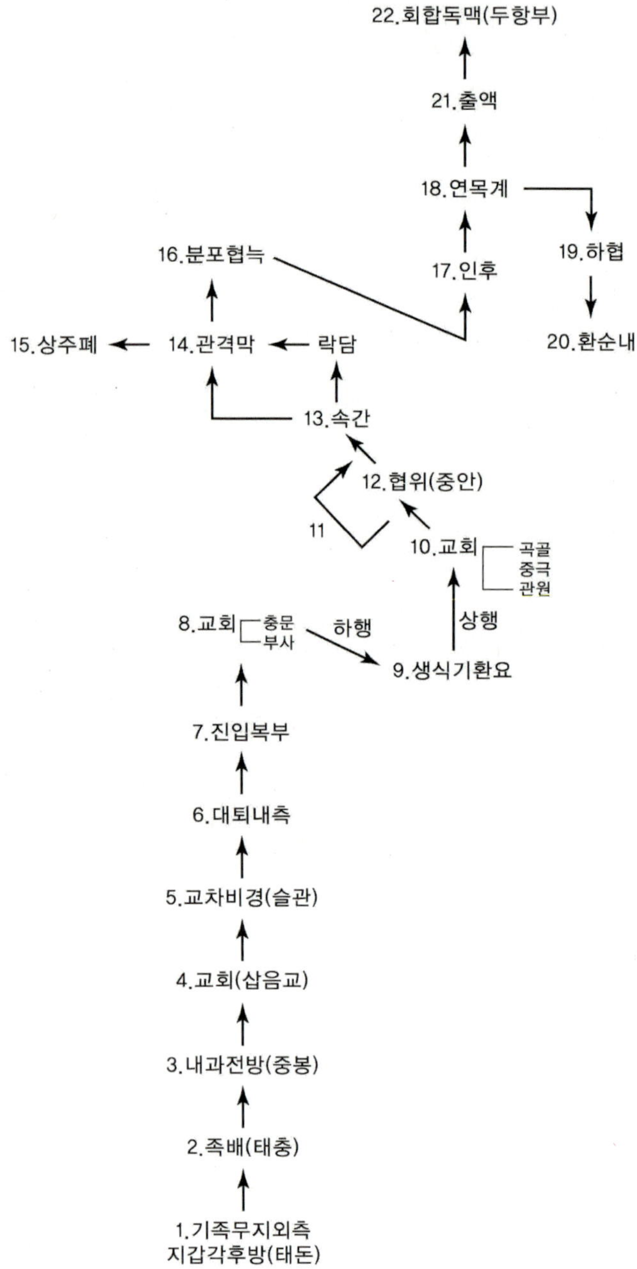
22.회합독맥(두항부)
21.출액
18.연목계
19.하협
20.환순내
16.분포협늑
17.인후
15.상주폐
14.관격막
락담
13.속간
12.협위(중안)
11
10.교회
곡골
중극
관원
8.교회
충문
부사
하행
상행
9.생식기환요
7.진입복부
6.대퇴내측
5.교차비경(슬관)
4.교회(삼음교)
3.내과전방(중봉)
2.족배(태충)
1.기족무지외측
지갑각후방(태돈)

(1) 기능(배분작용)

간은 영양을 저장하고 신체활동의 에너지를 확보해서 저항력을 양성한다. 혈액의 보급, 담즙 생산, 해독 등의 작용을 하며 활력유지에 힘쓰고 있다.

(2) 문제시 나타나는 증상

안면이 누런 기미이며, 입이 건조하고 가슴이 답답, 구토, 요통, 주간에는 요통이 되나 야간에는 곤란, 남자는 서경부에서 음부에 걸쳐 아프고 음낭이 부으며 여자는 하복부가 붓는다. 자주 설사하고 오한발열, 바람을 싫어한다.

(3) 소속경혈

순번	경혈점	주치 및 특징
1	대돈	유뇨, 기절, 자궁출혈
2	행간	생리불순, 폐경, 두통, 불면증, 정신병, 간질, 소아경풍, 소변불리
3	태충	두통, 현기증, 고혈압, 생리불순, 자궁출혈, 유방염, 복창
8	곡천	자궁탈수, 음부가려움증, 소변통, 유정, 무릎 및 다리 안쪽 통증
13	장문	복창장명, 구토, 설사, 황달, 가슴 · 등 · 옆구리 · 갈비통증, 간 · 비장의 종대
14	기문	늑간신경통, 간염, 간종대, 담낭염, 흉막염, 옆구리 · 갈비통증

13. 임맥(Conception Vessel meridian)

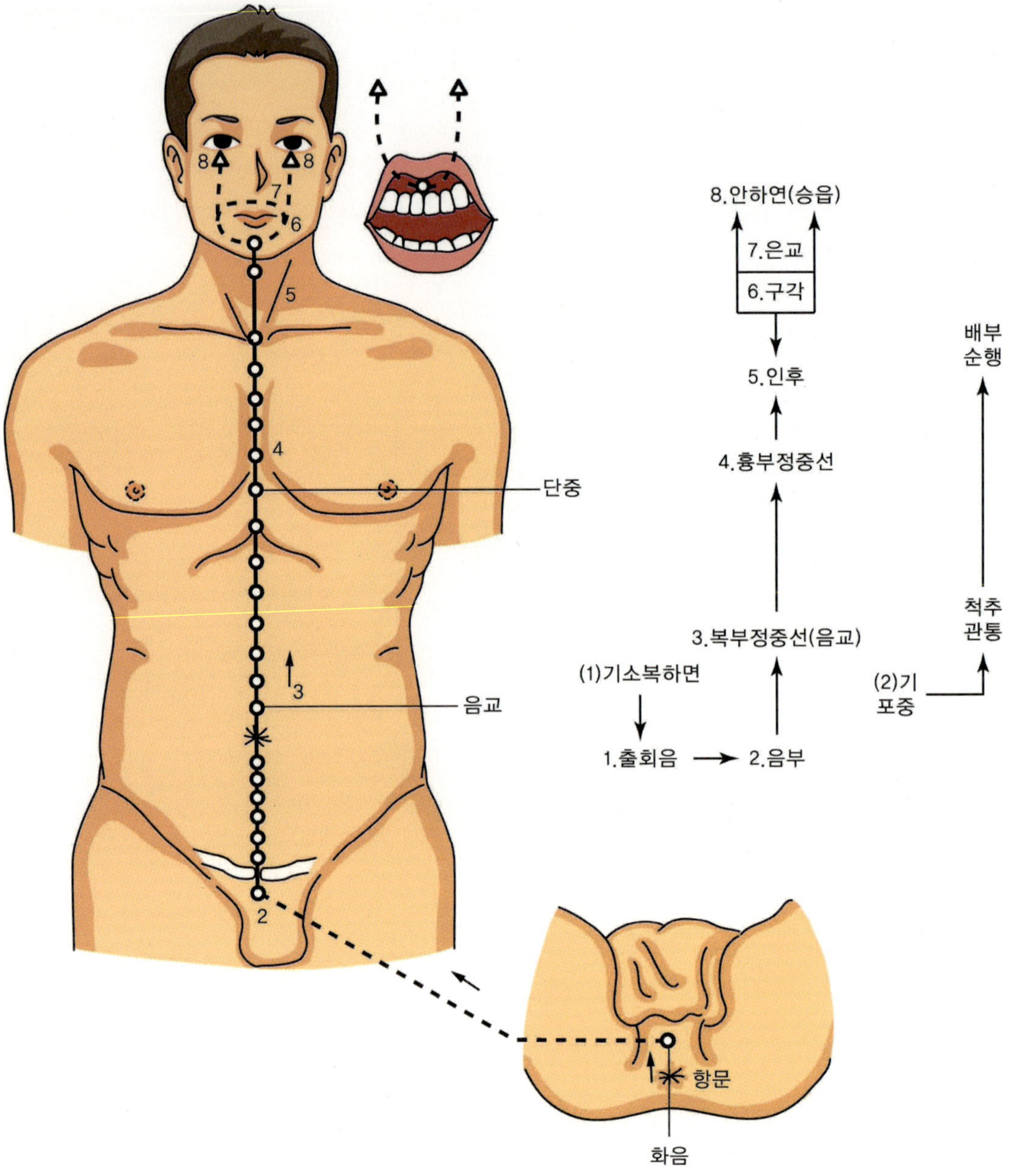

(1) 소속경혈

순번	경혈점	주치 및 특징
1	회음	음부 가려움증, 항문종통, 탈항, 정신착란, 쇼크, 유정, 전립선염, 질식, 익사
2	곡골	유정, 양기위축, 소변불리, 제부인과질환, 생식기질환
3	중극	유정, 유뇨, 소변불통, 뇨빈삭, 아랫배 통증, 월경부조, 백대과다
4	관원	월경부조, 양기 위축, 음기 위축, 유뇨, 복통, 이질, 폐경, 자궁출혈, 대하, 자궁탈수, 설사
5	석문	월경과다, 폐경, 설사, 수종, 고혈압, 복통
6	기해	체질허약, 유뇨, 생리불순, 유정, 음기 위축, 양기 위축, 생리통, 복창, 설사, 하복통
7	음교	자궁출혈, 대하, 생리불순, 음부소양, 배꼽주위 통증, 산후출혈
8	신궐	급성장염, 만성장염, 만성이질, 장결핵, 수종, 사지궐냉
9	수분	장명, 설사, 복통, 수종, 소변불통, 얼굴부종, 복수
10	하완	위통, 구토, 복창, 이질, 소화불량
11	건리	위통, 구토, 식욕부진, 복창, 수종
12	중완	위병, 식욕부진, 구토, 딸꾹질, 복창, 설사, 위궤양, 위하수
13	상완	구토, 위염, 위확장, 위경련, 분문경련
14	거궐	위통, 구토, 딸꿀질, 심계, 정신병, 간질
15	구미	심흉통, 구토, 간질, 정신병, 위통
17	단중	흉통, 가슴이 두근거림, 유즙과소, 늑간신경통, 심교통, 천식발작
22	천돌	기관지염, 천식, 인후염, 갑상선종, 구토, 딸꾹질, 식도질환, 신경성구토
24	승장	안면신경마비, 삼차신경통, 침을 흘리는 것, 입을 벌리지 못함

14. 독맥(Governer Vessel meridian)

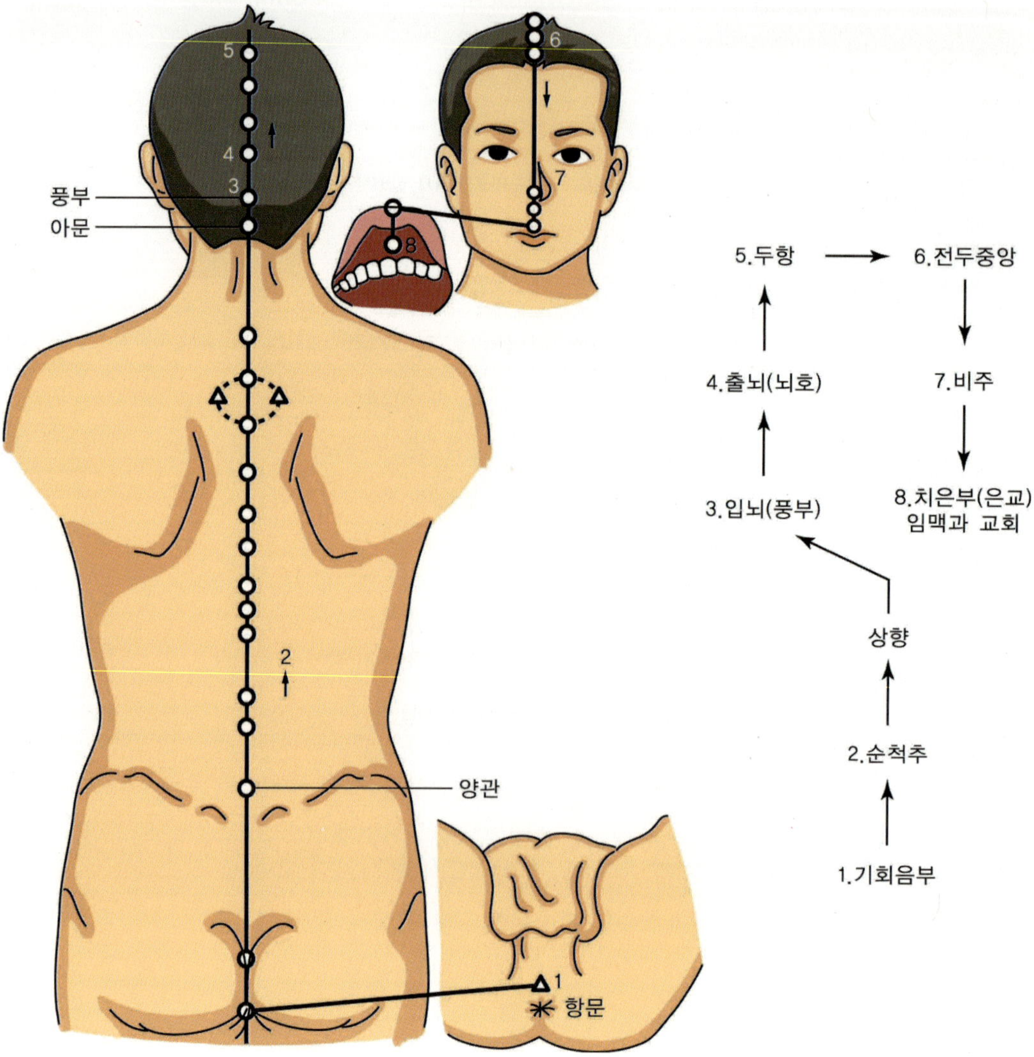

(1) 소속 경혈

순번	경혈점	주치 및 특징
1	장강	탈항, 변혈, 치질, 만성장염, 허리 · 척추 통증
3	요양관	요통, 하지마비, 생리불순, 유정, 양기위축
4	명문	유정, 양기위축, 월경부조, 대하, 만성설사, 요배통, 생리통
6	척중	간염, 간질병, 하지마비, 요배통, 설사
11	신도	열병, 심장병, 학질, 간질병, 늑간신경통, 심계, 건망
14	대추	발열, 학질, 감기, 기침 가래, 천식, 두드러기, 간질
15	아문	정신병, 간질, 중풍후유증, 뇌진탕후유증, 만성인후통, 농아, 두통, 구토, 현기증
16	풍부	두통, 현기증, 인후통, 정신병, 중풍후유증, 말을 못함
17	뇌호	두통, 불면증, 목 뒷덜미 통증, 간질병
18	강간	두통, 현기증, 정신착란
19	후정	두통, 현기증, 정신착란
20	백회	기절, 두통, 현기증, 정신병, 자궁탈수, 탈항, 간질, 쇼크
28	은교	급성 허리삠, 비염, 치통, 치질, 정신병, 황달

※ 에센셜 오일

심포 → Open mind, depression & sadness, unwind

삼초 → Perfect harmony, Energizer

임맥 → 〈챠크라 표 참조〉

독맥 → 목 : No-stress

등 : No-stress

허리 : 진저, 클라리 세이지, 제라늄, 라벤다, 네놀리, 로즈, 쟈스민, (천골) 일랑일랑, 카다몸, 시다우드, 샌달우드, 파츌리, 바질, 클로브, 휀넬, 타임

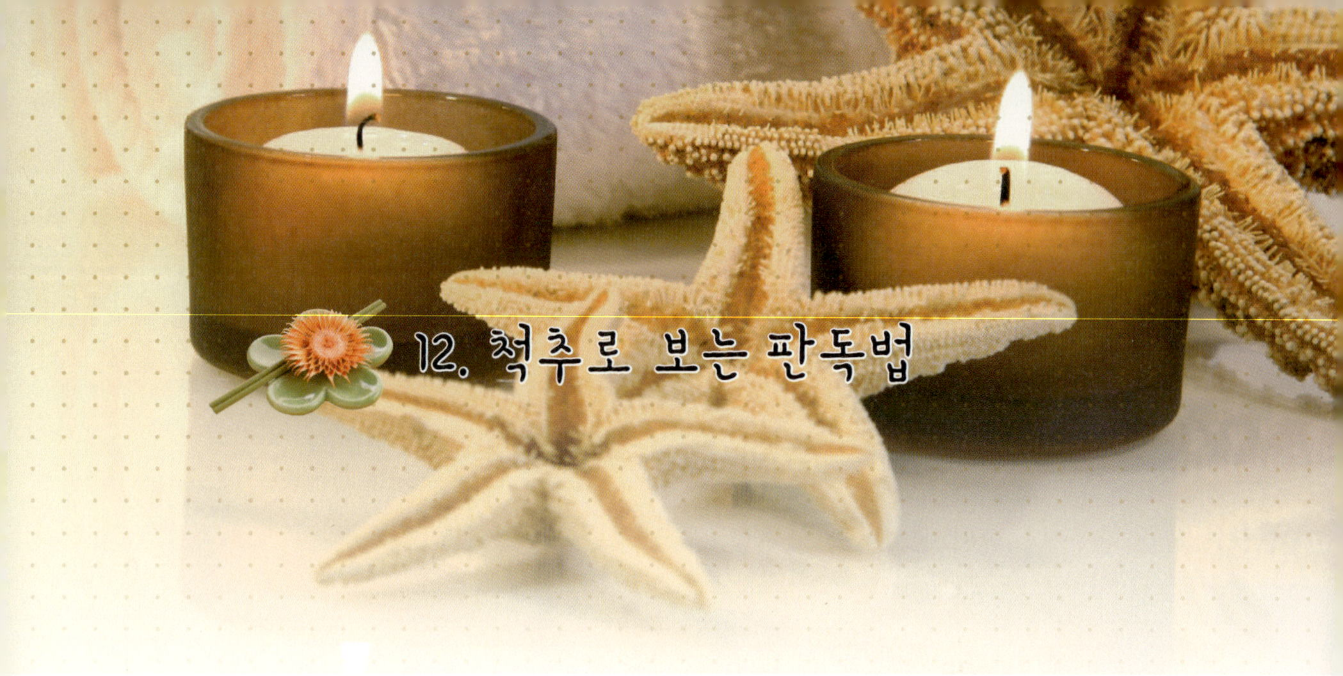

12. 척추로 보는 판독법

척추로 보는 판독법
자세한 사항은
다음 페이지에 있습니다.

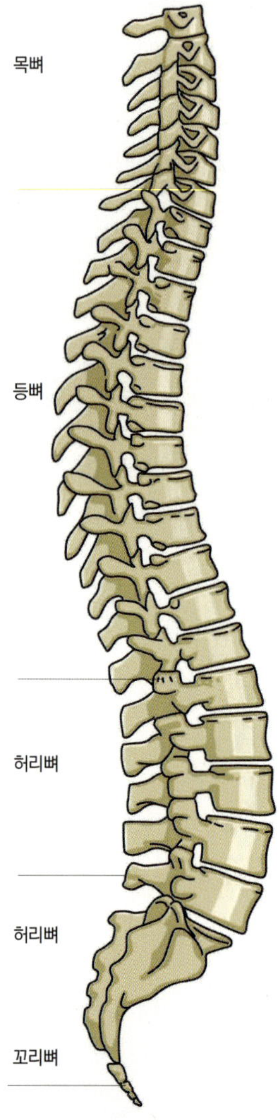

척추신경과 그 영향 및 증상

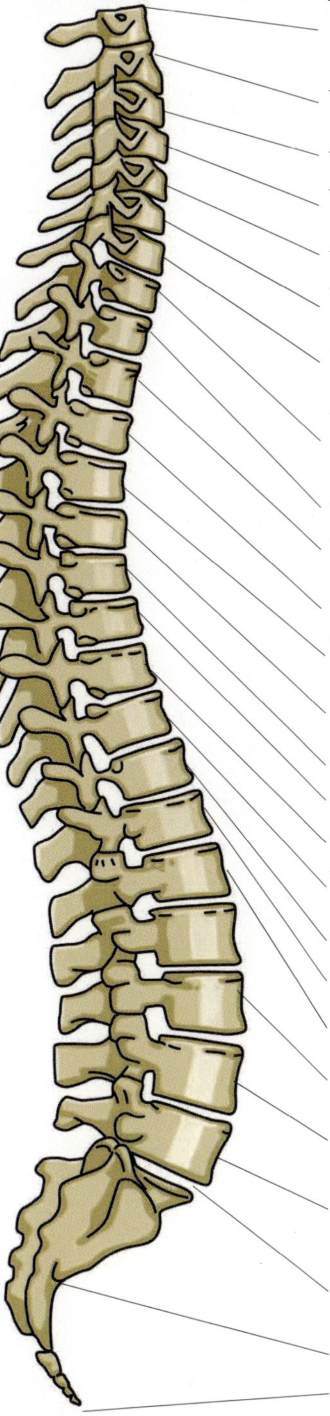

척추	부위		영향과 증상
1C	머리로의 혈액공급, 뇌하수체선두피, 얼굴뼈, 뇌, 내이와 중이 교감신경계	목부위	두통, 신경과민, 불면증, 코감기, 고혈압, 편두통, 신경쇠약, 건망증, 현기증, 만성피로
2C	눈, 시신경, 청신경, 정맥, 혀, 이마		축농증, 알레르기, 눈주위의 통증, 귀앓이, 시력장애, 시시, 귀먹음
3C	뺨, 외이, 얼굴뼈, 치아		신경통, 신경영, 여드름, 습진
4C	코, 입술, 입 구씨관(유스타키씨관)		건초열, 콧물, 청ㄹ역감퇴, 인후, 편도선증식, 비대증
5C	성대, 인두		후두염, 목쉼
6C	목근육, 어깨, 편도선		뻣뻣한 목, 팔 윗부분의 통증, 편도선염, 위막성, 후두염, 만성기침
7C	갑상선, 어깨의 활액낭, 팔꿈치		감기
1T	손, 손목, 손가락을 포함하는 팔꿈치 아래의 팔부분, 식도와 기관지	등의 중간부위	천식, 기침, 호흡곤란, 가파른 호흡, 손과 팔 아랫부분의 통증
2T	심장, 관상동맥		
3T	폐, 기관지, 늑막, 흉부		유행성 감기, 늑막염, 기관지염, 폐렴, 충혈
4T	쓸개		활당, 대상포진
5T	간, 태양신경층, 혈액순환		발열, 혈압문제, 약한 혈액순환, 관절염
6T	위		위신경을 포함한 위장장애, 속쓰림, 소화불량
7T	췌장		위궤양
8T	비장		낮은 저항력
9T	신장과 부신선		알레르기, 발진(두드러기)
10T	신장		신장 장애, 만성피로, 동맥경화, 신염, 신우염
11T	신장, 요관		여드름, 습진, 부스럼 따위의 피부상태
12T	소장, 임파순환		류마티스, 가스로 인한 통증, 불임
1L	대장	등의 아랫부위	변비, 대장염, 이질, 설사, 파열 또는 탈장
2L	중앙돌기, 복부, 다리 윗부분		경련(쥐), 호흡곤란
3L	생식기, 자궁, 방광, 무릎		방광기에 생기는 질병, 심한 생리통 또는 생리불순, 수면시 식음 땀, 무기력, 유산, 무릎통증
4L	전립선, 아래등쪽의 근육, 좌골신경		좌골신경통, 요통, 힘들고 통증을 수반하거나 잦은 배뇨, 등의 통증
5L	다리 아랫부분, 발목, 발		다리의 약한 혈액순환, 부은 발목, 약한 발목, 약한 다리, 친 발, 다리의 경련(쥐)
선추	좌골, 엉덩이	골반	굴곡척추
이추	직장, 항문		치질, 가려움증, 꼬리뼈의 통증

13. 내부 장기로 보는 판독법

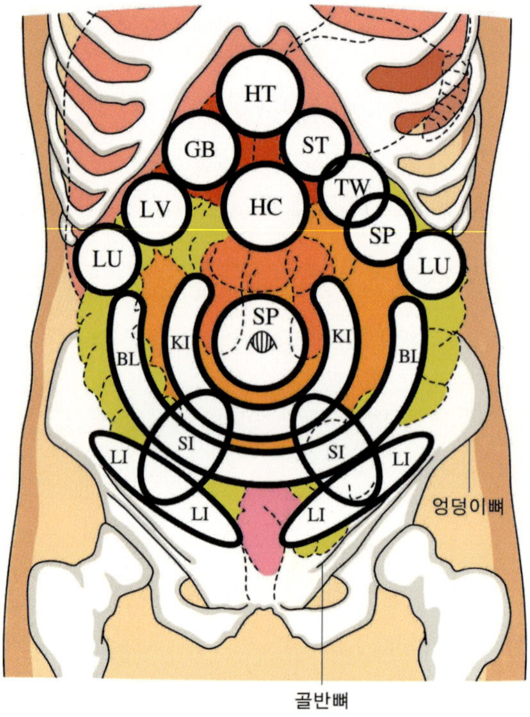

명칭	부위	명칭	부위
LU	폐	SP	비장
LV	간	HC	심장 수축근(심막)
GB	담낭	KI	신장
HT	심장	BL	방광
ST-	위장	SI	소장
TW	삼초	LI	대장

14. 얼굴로 보는 판독법

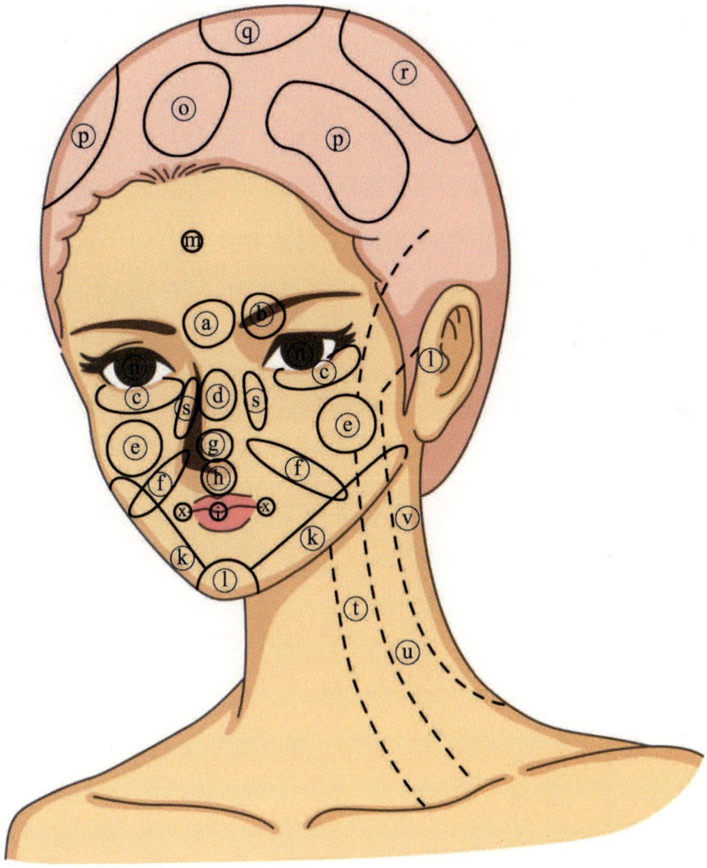

페이셜 오일(FACIAL OIL)

● AVOCADO FACIAL OIL(아보카도) 〈건성피부를 위한 풍부한 수렴제〉

1차 냉열작법으로 추출한 아보카도 오일은 비타민 A, B, C, D, E, H, K 및 레티신을 함유하고 있으며 이 오일은 건조하고, 살이 트고, 노화된 피부에 수분과 영양을 공급한다. 빠르게 피부 깊숙히 침투하므로 완전히 스며들 때까지 부드러운 마시지를 한다.

● ROSE HIP FACIAL OIL(로즈 힐) 〈피부 세포 재생, 미백〉

야생장미씨에서 추출한 로즈힙 오일은 콜라겐의 합성을 촉진시켜 뛰어나게 세포 재생력을 향상 시키고 수분공급과 노화피부의 pH 밸런스를 맞춰준다. 시세포 제거효과 뛰어남.

● CARROP FACIAL OIL(캐롯) 〈건성피부를 위한 나이트 수렴제〉

비타민 A와 카로틴을 함유하고 있어 건성피부와 영양결핍 피부에 수분을 공급해주며 탄력을 준다. 빠르고 깊숙히 침투하므로 스며들 때까지 부드럽게 밤에 마시지를 해준다.

● WHEAT GERM OIL(윗점) 〈눈주위, 목 주름을 위한 오일〉

밀 배아에서 추출한 윗점 오일은 과량의 비타민 E를 함유하고 있어 주름, 노화관리에 효과가 아주 뛰어나다. 특히 눈 주위 예민한 부위에 소량을 가볍게 밤에 바른다.

● FACIAL BEAUTY OIL(페이셜 뷰티) 〈세포재생, 수분공급, 영양공급〉

윗점(주름완화) + 세인트존스(세포재생) + 케롯(영양공급) + 아보카도(수분공급) + 알몬드(탄력)과 에센셜 오일(프랑킨센스, 이르, 샌달우드, 오렌지, 레몬, 제라늄) 등이 브랜딩 되어 있어 모든 피부에 효과가 뛰어나다.

● FEACH SEED OIL(피치 씨드) 〈민감성 피부〉

복숭아 씨에서 추출한 오일이다. 미네랄과 비타민 E가 풍부하여 자연보습능력이 뛰어나고 특히 예민한 피부에 적합하다.

	반 응 점	관 리		반 응 점	관 리
a	인당부위	심장, 스트레스	m	이 마	소장
b	눈썹머리	방광	n	눈 부 분	간, 담낭
c	눈밑부분	신장	o	이마 윗 부분	폐
d	비 장	폐, 기관지	p	이마 위 옆부분	신장, 방광
e	볼 부 위	대장	q	정수리 부위	신장, 간, 순환계
f	비너스 주름	심장	r	정수리 옆부분	소장, 결장
g	콧 망 울	생식기	s	코 옆 선	위, 십이지장
h	입 술 위	간, 비장, 위	t	앞 목 선	신경과민, 위, 호흡곤란
i	입술부위	위장, 비장	u	중앙 목선	소화, 위, 담낭
j	턱밑부위	위장, 비장	v	뒷 목 선	방광, 신장, 소장
k	턱 주 변	신장	x	입꼬리주변	십이지장
l	귀	소장			

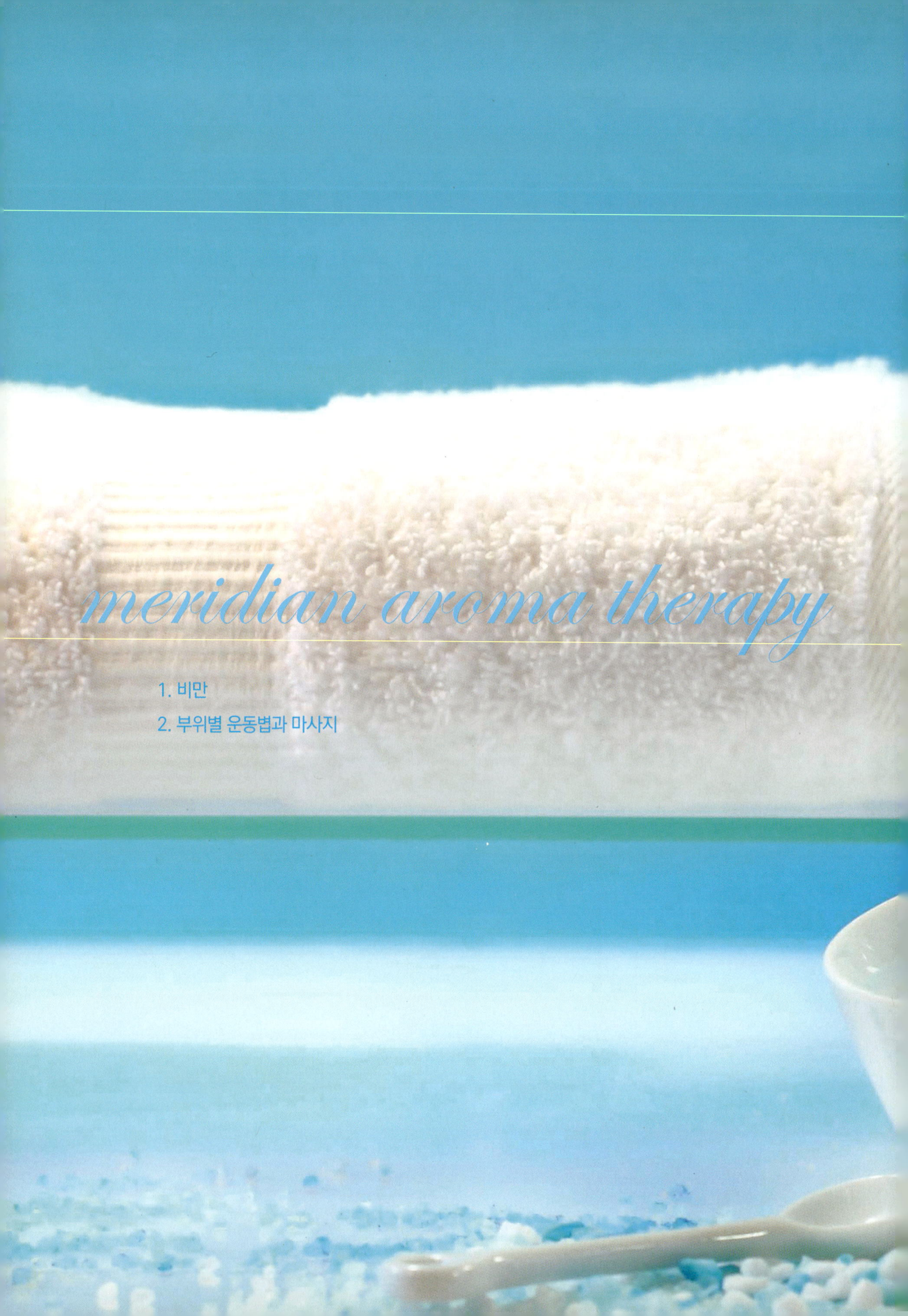

meridian aroma therapy

1. 비만
2. 부위별 운동법과 마사지

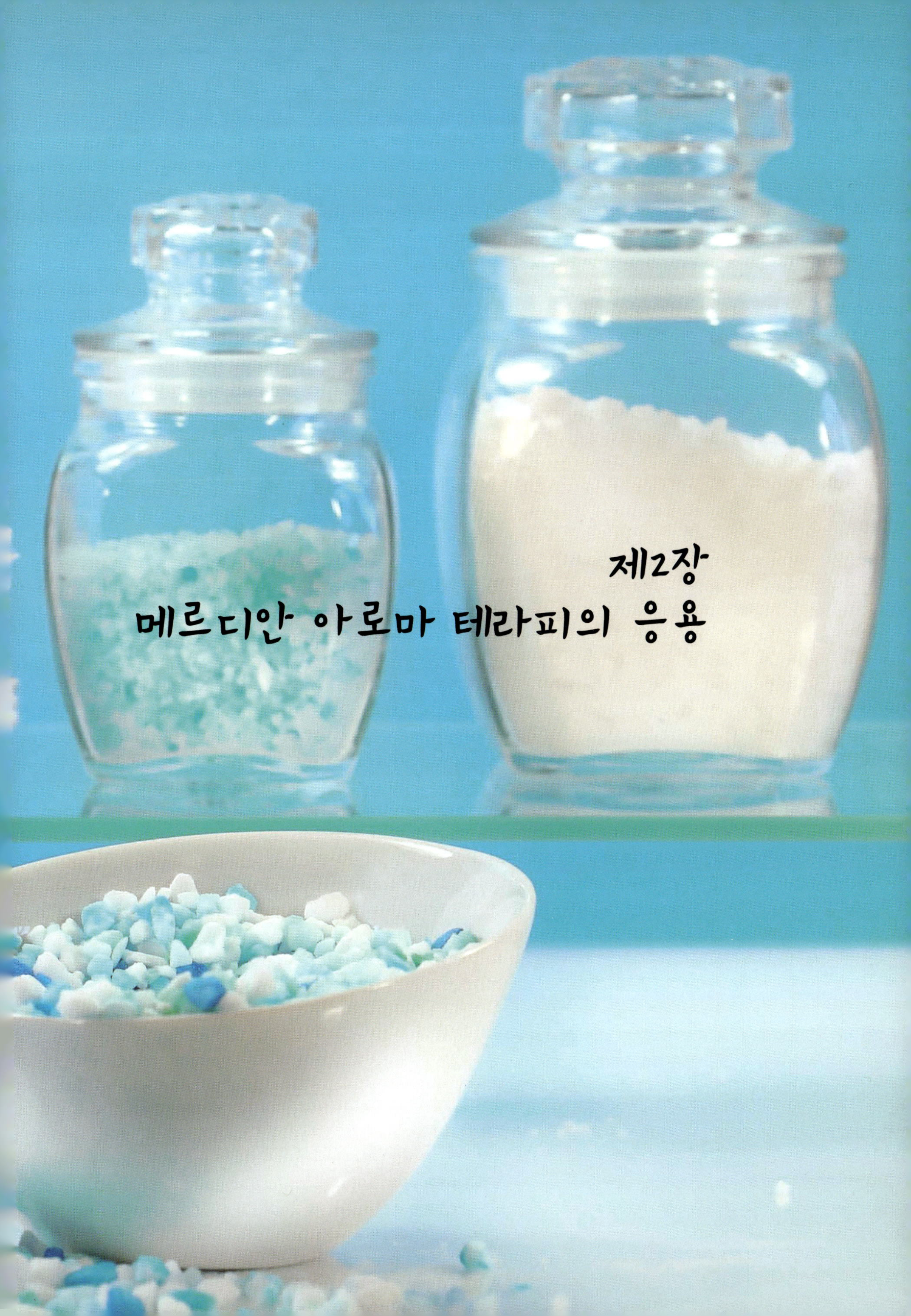

제2장
메르디안 아로마 테라피의 응용

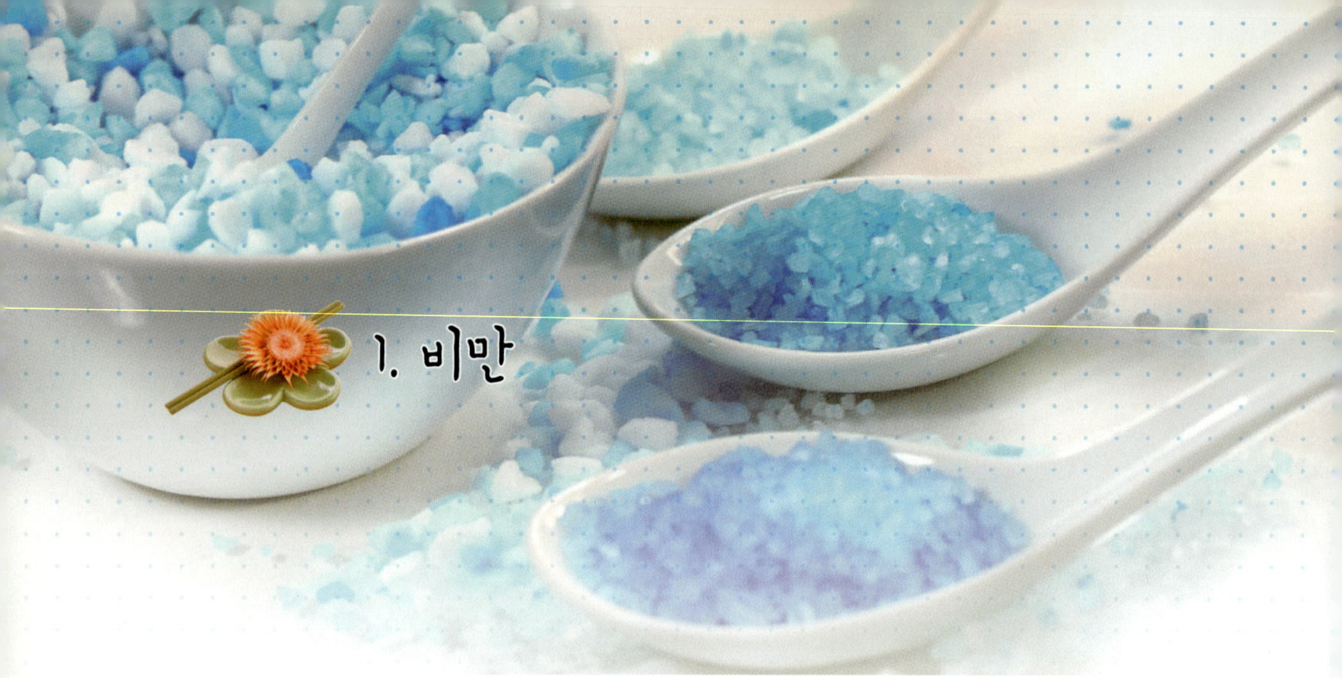

1. 비만

1. 비만의 정의

비만이라고 하면 일반적으로 체중과다를 말하지만 사회통념으로 볼 때 평균체중에 비해 과다한 사람을 비만인이라 일컫는다. 여기서 말하는 평균체중이란 자기또래의 연령층에 건강한 생활을 하고 있는 사람의 평균체중을 말한다. 그러므로 비만은 지방조직이 과다해진 상태를 말하며, 과체중(Over weight)과는 구분해야 한다.

체중에서 차지하는 체지방의 비율이 높은 상태만을 비만이라고 정의하는 것이 보다 정확하다.

체지방의 비율이 일정비율을 초과한 상태가 되는 것은 지방조직의 세포수가 크게 증가하거나 지방세포의 크기가 커진 결과이다. 지방조직은 근육이나 뼈 등에 중량의 변동이 크다.

근육이나 뼈의 무게는 거의 변동이 없기 때문에 체지방의 중량을 가지고 비만여부를 판정하게 된다. 비만도를 측정하는 방법은 수십가지인데, 비만의 기본척도는 어디까지나 체지방 비율이 높은 것은 지방세포수가 많거나 지방세포수의 크기가 크게 불어난 까닭이다.

체지방 비율이 남자의 경우 20% 이상, 여성은 30% 이상일 때 비만이라고 하게 된다.

2. 비만의 원인과 형성과정

① 식욕 중추(feeding center)
② 포만 중추(satiety center)
③ 신경성 비만(neurogenic obesity)
④ 대사성 비만(metabolic obesity)

1) 비만의 원인

(1) 유전적 요인과 성장기 과정
의학자 Gurney의 유전에 의한 비만아 출현율

① 양친 모두 비만인 경우 : 73% 비만아 출현
② 양친 중 한쪽만 비만인 경우 : 41% 비만아 출현
③ 양친 모두 비만이 아닌 경우 : 9% 비만아 출현

(2) 사회적 요인

(3) 심리적 요인

2) 섭취 칼로리와 비만의 형성

① 칼로리 섭취는 외부환경의 작용도 있다.
: 기후, 온도, 체온, 음식물의 열 생산, 피부온도 등

② 위장내에 들어 있는 음식물의 내용에 따라 공복감이 좌우된다.
③ 식욕을 일으키는 것은 당질이다.
④ 불만이 많은 사람이 많이 먹게 된다.
⑤ 알코올로 열량이 늘어나 비만을 형성한다.
⑥ 운동부족인 사람이 여분의 섭취 칼로리를 더 많이 취한다.

3) 에너지 소비와 비만의 형성

① 안정시의 기초 대사율(BMR : Basal Metabolic Rate)

대사(Metabolism)란 생체유지에 필요한 조직내의 화학과정을 말하고, 기초대사란 신체와 정신의 안정상태에서 생체기능을 유지하기에 필요한 최저량의 에너지를 말한다. 구체적으로 간장, 장, 뇌, 심장, 신장 등 기관활동에 쓰여지는 소비를 말하는데 기초대사의 65% 차지, 체중의 40%를 차지하는 근육조직은 단지 25%의 에너지를 소비한다.

② 열 생산에 의한 에너지 소비

③ 신체활동과 에너지 소비

④ 식사횟수와 비만출현율

⑤ 체중의 적응성

3. 비만자의 체내 변화

① 표준체중의 20% 이상 : 비만

② 표준체중의 10% 이상 : 과체중

③ 표준체중의 90% : 마른 사람

④ 표준체중의 80% : 피로하기 쉽고 매사에 끈기가 없으며, 전체적인 생체기능의 저하

⑤ 체내 지방율 30% 이상 : 비만증

▶ 혈액중 인슐린의 증가 : 당지질에 대한 탐닉 → 인슐린 증가

▶ 성장 호르몬 감소

성장 호르몬 : 지방조직안의 지방을 밖으로 내몰아 지방의 합성을 억제

▶ 부신피질의 기능이 항진된다.

기관지 천식, 류마티스성 관절염에 부신피신 호르몬을 많이 사용, 신피질에 종양이 생기거나 어떤 이유로 조직이 비대해지면 지방이 쌓여진다.

▶ 혈액 중 유리지방산이 변화한다.

혈액 중 유리지방산이 늘면 근육의 포도당 이용도가 적어지고, 이때 여분의 포도당이 지방으로 변화한다.

▶ 효소의 작용에 이상이 있다.

4. 비만도의 측정방법

1) 체질량지수(Body Mass Zndex) = 체중(kg)/키(m)²

20~25 : 정상

25~30 : 과체중

30 이상 : 병적인 비만

2) 피부 주름 두께 측정법

皮厚計(Caliper)를 사용하여 손으로 이두박근과 삼두박근 등의 피부에 주름을 만들어 그 두께를 계측하는 방법

3) 초음파 측정법

4) CT(Computed Tomography)를 이용한 측정법

5. 비만과 성인병

복부의 지방증가는 고혈압, 당뇨병 등의 발병 위험을 높여주고, 팔과 다리의 비만은 정맥류를 일으키며, 그 밖의 비만은 피로, 호흡곤란, 보행장애를 가져다준다.

- **고혈압** : 혈관내에 흐르는 혈액 압력을 말한다. 식습관과 매우 밀접한 관련이 되며 특히, 염분 섭취량, 과잉영양, 기타 스트레스로 인한 흡연, 음주 등이 원인이 되며 이로인한 두통, 비출혈, 이명, 흉부압박감, 시력장애, 동계, 호흡곤란, 실신 등 유발될 수 있음

- **당뇨병** : 인슐린의 분비량이 부족하여 혈중 포도당 농도가 높아져 소변에 포도당을 배출하는 질환으로 모든 병의 합병증을 유발할 수 있음(피로감의 증가, 체중 감소, 신장기능의 저하, 동맥경화, 망막의 출혈로 인한 시력저하 등)

- **고지혈증** : 필요 이상 많은 지방성분이 혈액내 존재하며 혈박벽에 쌓여 염증 등 심혈관계 질환을 일으킴. 비만, 술, 당뇨병이 원인이 되어 발생되며 췌장염을 발생할 수 있으며 이로 인해 복통 등 증상이 나타날 수 있음

- **담석증** : 담즙성분이 담낭 또는 담관에 응결, 침착되면서 단단한 구조물이 생성된다. 콜레스테롤 수치가 증가되면 담즙내에 콜레스테롤이 분해되지 않아 침전되어 담석이 생긴다.

- **관절염** : 퇴행성 관절염 또는 류마티스 관절염

- **내분비 장애** – 여성 : 생리불순, 무월경
  남성 : 정자 감소증, 남성 호르몬의 감소, 여성호르몬의 증가

- **암 질환** – 여성 : 자궁암, 난소암, 유방암
  남성 : 전립선암, 대장암, 직장암, 췌장암

- **산부인과 합병증** : 임신중독증, 태아 사망, 출산 후의 과다 출혈

- **수술위험률 증가**

- **호흡기질환** : 폐기능 부전 → 전환기 → 기도폐색에 의한 수면 중 무호흡

6. 비만의 종류

증후성 비만 : 어떤 질환이 있어 생기는 비만
단순성 비만 (체질성 비만) : 유전적 요소가 크게 작용한 체질에서 오는 비만

1) 증후성 비만

① 질병으로 비만 : 갑상선 기능 저하증, 난소낭종, 부신피질과다증, 뇌종양, 성장호르몬 결핍증, 고인슐린혈증, 유전질환, 내분비 기능장애

② 약물로 인한 비만 : 부신피질 호르몬제

2) 단순성 비만

① 무기력형

② 부종형 : 단식이나 효소다이어트 등으로 거의 굶다시피한 뒤에 조금만 과식을 해도 몸이 붓게 된다. 거의 굶다시피하여 수분대사에 중요한 역할을 하게 되는 탄수화물의 섭취가 거의 없었다가 탄수화물 섭취를 갑자기 과하게 하면 그때 수분의 재흡수현상이 일어나 붓게 된다.
- 탄수화물의 섭취 감소 : 이뇨작용
- 탄수화물의 섭취증가 : 이뇨억제작용

③ 스트레스형 : 심리적으로 불안할 때, 또는 많이 먹거나 아니면 전혀 먹고 있지 않고 있다가 갑자기 포식을 하게 되면 나타나는 비만이다. 이러한 사람은 몸에 수분이 많은데 스트레스에 의한 호르몬 분비 때문에 수분이 축적되고 수분의 재흡수 현상이 일어나 체중이 늘어나게 된다. 급격한 체중변화 체중이 증가되는 것은 지방이 늘어나서이며, 체중이 감소하는 것은 수분대사로 수분이 빠져나간 것이다.

7. 비만증과 식이요법

1) 올바른 식이요법을 위한 기초지식

(1) 영양소 (단백질16%, 지질13%, 당질1%, 무기질14%, 비타민)

① 탄수화물(Carbohydrate) : 탄수화물은 설탕, 곡류, 감자 등이 주성분으로써, 주로 식물성 식품에 들어있는 영양소다. 소화흡수되어 에너지원이 되는데 1g에서 4칼로리의 에너지를 발생시킨다. 탄수화물로써 체내에 축적되는 양은 불과 400g 정도인데, 지나치게 많은 양을 섭취한 당질은 지방으로 변해 축적된다. 그러므로 비만자는 탄수화물의 과잉섭취를 엄격히 제한한다.

② 지방(fat, lipid) : 1g당 9칼로리의 높은 에너지를 발생시키는 중요한 에너지원이다. 기름 중에서도 식물성 기름은 혈중 콜레스테롤 농도를 낮추어 동맥경화의 예방과 치료에 도움이 된다.

③ 단백질(Protein) : 우리 몸의 구성 성분 중에서 물 다음으로 많은 양을 차지하는 것으로서 장기, 근육, 혈액 등을 만들고 이 밖에 각종 효소나 호르몬도 만들며, 생명활동에 거의 절대적인 역할을 수행한다.

④ 무기질(Minerals) : 식품이나 조직을 불에 태우면 재로 남는 부분을 말한다. 무기질 중에서 인간에게 중요한 것으로는 뼈와 치아의 주성분이 되는 칼슘, 마그네슘, 인 등인데, 이들은 혈액응고에도 필요하다. 무기질은 체액의 삼투압을 유지시켜 산성과 알카리성의 평형을 조절하여 준다. 무기질은 에너지원이 되지 않기 때문에 제한없이 섭취해도 나트륨의 공급원인 식염은 성인병의 원인일 뿐 아니라 식욕을 증진시키기 때문에 제한하는 것이 좋다.

⑤ 비타민 : 아주 적은 양으로도 체내에서 여러 물질의 합성분해에 관계하는 유기화학물로써 체내에서는 만들어지지 않으므로 음식물로써 섭취하지 않으면 안된다.

- 지용성 비타민 : 비타민 A, D, E, K
- 수용성 비타민 : 비타민 B_1 ,B_2 , 니코틴산, 비타민 C

2) 식이요법에서 지켜야 할 원칙들

(1) 균형있는 식사를 한다

① 제1군(우유와 계란) : 양질의 단백질과 우리나라 사람들에게 부족하기 쉬운 칼슘, 철분, 비타민 A와 B_2 등이 들어있다.

② 제2군(육류와 콩류) : 양질의 단백질이 들어있다.

육류의 지방은 포화지방산 함유 → 혈중콜레스테롤 증가
→ 동맥경화 유발

콩의 지방은 불포화지방산 함유 → 혈중콜레스테롤 증가
→ 동맥경화 예방

③ 제3군(야채와 과일) : 비타민, 미네랄, 섬유질 풍부

④ 제4군(곡류와 설탕) : 탄수화물 함유, 너무 많이 섭취하면 살이 찐다. 특히 설탕은 당질의 에너지 이외의 다른 영양소가 따로 없다.(특히 청량음료)

(2) 1일 3식을 지키도록 한다.(아침 35%, 점심45%, 저녁20%)

(3) 음식은 천천히 먹는다.

(4) 반찬은 많이 밥은 적게 먹는다.

8. 비만증과 운동요법의 요령

1) 1시간 이내 운동이 식욕을 줄인다.

2) 운동요법은 식이요법과 병행해야 체중조절 효과가 크다.

3) 유산소운동이어야 한다.

4) 꾸준한 운동이어야 한다. 강도 높은 운동시에는 체내에 저장된 당질인 글리코겐이 주로 이용되고 체지방은 적게 이용된다.

5) 준비운동과 함께 마무리 운동이 중요하다. 근육속에 축적된 대사물을 밖으로 몰아내기 위해서는 5~10분 정도의 마무리 운동이 필요하다.

9. 비만과 단식요법

단식은 확실한 감량효과가 있다. 단식을 하는 경우에 지방분해작용이 있는 글리카곤의 혈중 농도가 3배로 늘어나고, 성장호르몬의 분비도 늘어난다. 또한 저혈당 상태가 됨으로써 교감신경계의 활동이 늘어나 지방분해를 촉진하게 된다.

단식을 하게 되면 생명유지를 위한 에너지 획득을 위해 몸의 조직을 이루고 있는 단백질마저도 분해시킨다. 이체 단백질의 감소와 함께 단식기간에 전해질의 상실이 심해진다. 수분과 전해질의 심한 상실 또는 감소는 기립성 저혈압을 가져오는 원인이 된다. 그뿐만 아니라 체내의 지방분해가 진행되면서 각종 유기화합물이 증가하고 몸은 점차 산성상태가 된다. 특히, 지방분해가 진행되면서 각종 유기화합물이 신장에 요산의 배설을 억제함으로써 고요산혈증을 일으키기도 한다.

장기간 단식을 하게 될 때는 적어도 1일 2ℓ의 수분을 마셔야 하며 고단위 비타민제, 탄산수소 나트륨(중조) 1일 0.5g, 염화 칼륨 1일 2g 정도를 복용해 부작용을 방지한다. 단식을 중지한 직후에는 2일간은 차에 오렌지 쥬스만을 마시며, 그 후에 저칼로리의 고단백 식사를 조금씩 섭취한다.

민간요법으로 인정하고 있는 근거로는 다음과 같다.

① 체내에 축적된 과잉 영양분을 소모시키고 노폐물을 배출시킨다.
② 단식이라는 강렬한 자극으로 뇌하수체와 부신계를 중심으로 한 내분비계가 비상사태에 대비하느라 그 기능이 부활된다.
③ 혹사당하던 장기에 일정기간 휴식을 준다.
④ 극한 상황을 극복한다는 정신력의 강화를 가져다 준다는 점 등을 들 수 있다.

10. 아로마와 뜸요법

Anti-cellulite Essensial oil : 쥬니퍼, 사이프레스, 펜넬, 레몬, 레몬그라스, 제라늄, 라벤더

Weight loss Essencial oil : 쥬니퍼, 사이프레스, 펜넬, 로즈마리, 레몬, 레몬그라스, 라벤더, 유칼립튜스

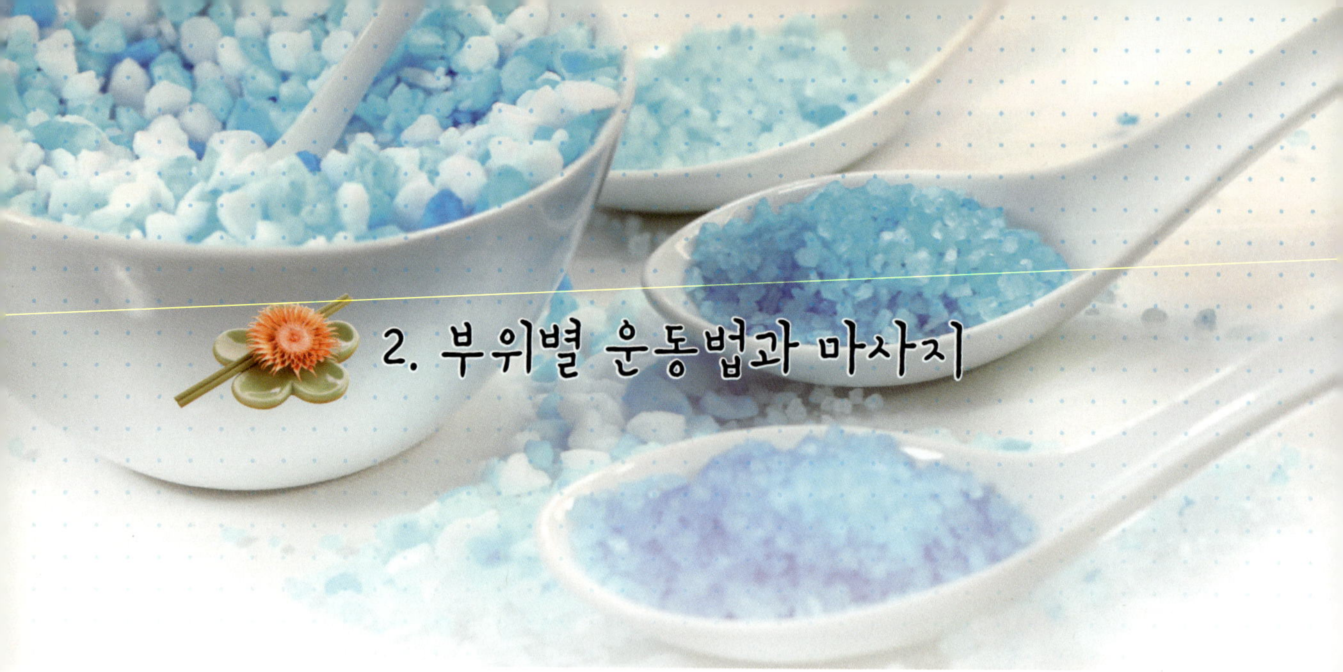

2. 부위별 운동법과 마사지

1. 복부

1) 배의 군살을 빼는 운동

① 똑바로 누워서 머리뒤에 양손을 깍지 낀다. 다리를 45°의 높이까지 들어올리고 3~5분간 머물다 내린다.(10~20회)

② ①의 자세에서 상체를 일으키고 3~5분간 머물다 원래 자세로 되돌아간다.(10~20회)

③ 복식호흡

2) 옆구리 근육운동

① 양다리를 모아서 똑바로 누워 편히 한다.

② 오른쪽 다리를 몸에 바짝 붙힌다는 생각으로 허벅지 관절부터 위로 끌어 올린다. 이렇게 하면 오른쪽 골반이 몸쪽으로 올라간다. 좌우 10회씩

3) 배의 군살을 제거하는 마사지

① 손바닥을 배의 좌우에 대고 바깥쪽으로부터 중심부, 중심부로부터 바깥쪽으로 손바닥을 왕복시켜 복부 전체를 잘 문지른다.

② 지방을 밖으로 문질러낸다. 배꼽 주변부터 옆구리에 걸친 군살을 양손으로 크게 잡는다. 이것을 문지르거나 혹은 양손으로 약간 비틀어 자극을 준다.(지방조직을 자극하고 지방의 연소를 높이는 효과)

4) 배의 군살을 제거하는 급소 지압(10회)

① 중완　　　② 천추　　　③ 관원

2. 힙

1) Hip-up 운동

① 엎드려서 양 다리를 모으고 30cm 정도 위로 올린다. 3초 정도 정지하고 나서 원래의 자세로 돌아온다. (5회 반복)

② ①의 자세에서 양 다리를 올림과 동시에 가슴을 젖혀, 상체를 일으킨다. 팔도 올리고, 되도록 상체를 뒤로 젖힌다. 3초 정도 정지하고 나서 원래의 자세로 돌아온다. (5회 반복)

③ 팔과 다리를 몸에서 수직으로 내리고 포복자세를 취한다. 그 자세로부터 오른발스윙시켜서 되도록 높이 올린다. 얼굴은 정면을 향하고 무릎을 똑바로 펴고 실시한다.

④ 스윙시킨 다리를 될 수 있는 한 깊이 구부리고, 가슴으로 당긴다. 얼굴로 팔에바짝 붙도록 한다. (좌우 교대 각 5회씩)

⑤ 발끝으로 선다.

2) Hip-up 마사지

① 양손을 엉덩이에 꽉 대고, 안쪽에서 바깥쪽, 바깥쪽에서 안쪽으로 크게 원을 그리면서 문지른다.

② 엉덩이를 들어 올리듯이 아래에서 위로 손바닥으로 문질러준다. ①, ② 합해서 3~5분간 한다.

③ 천골 돌려주기

3) 엉덩이의 급소지압

① 신유　　　② 승부　　　③ 관원

meridian aroma therapy

제3장

오행 장기 氣 마사지

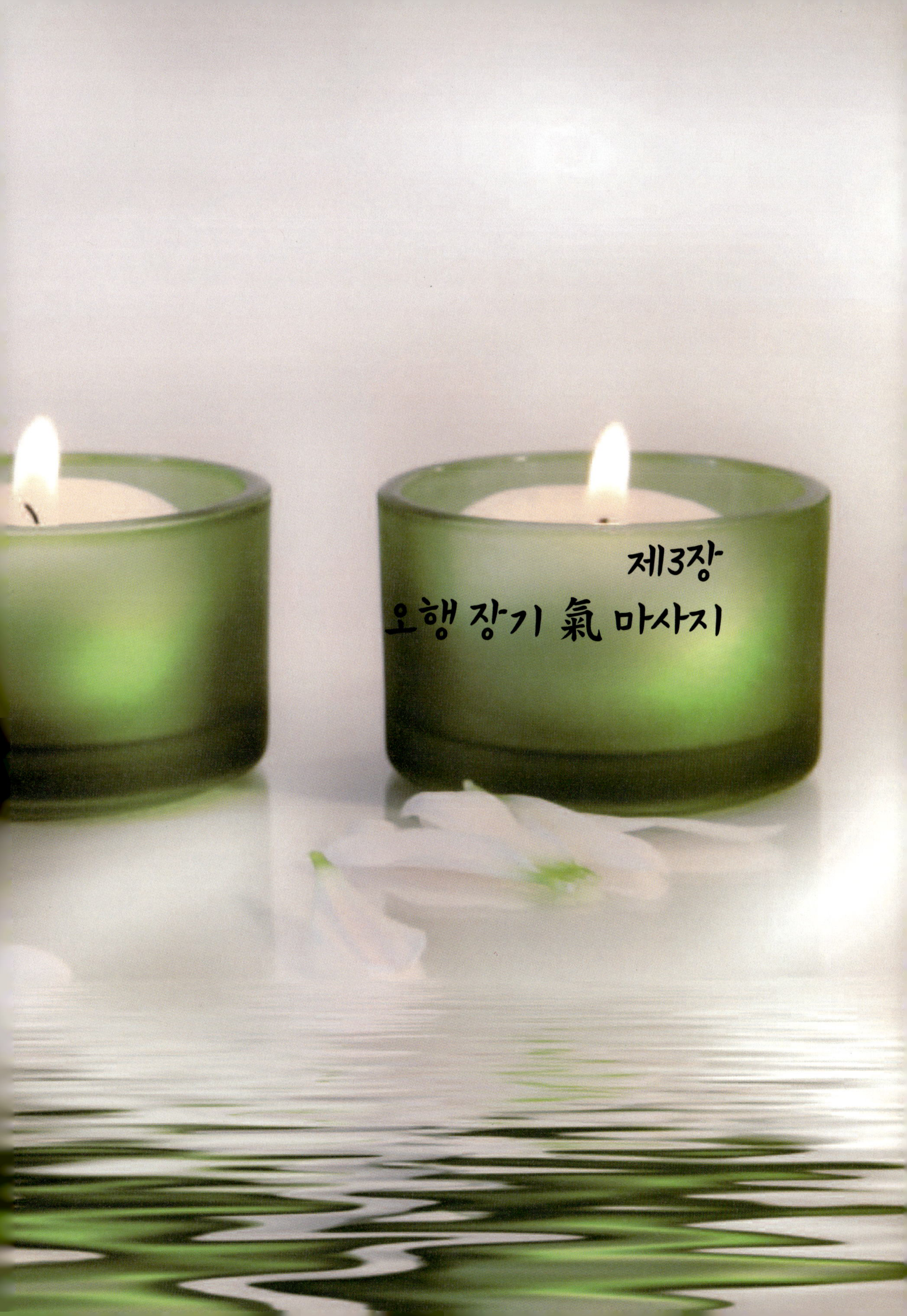

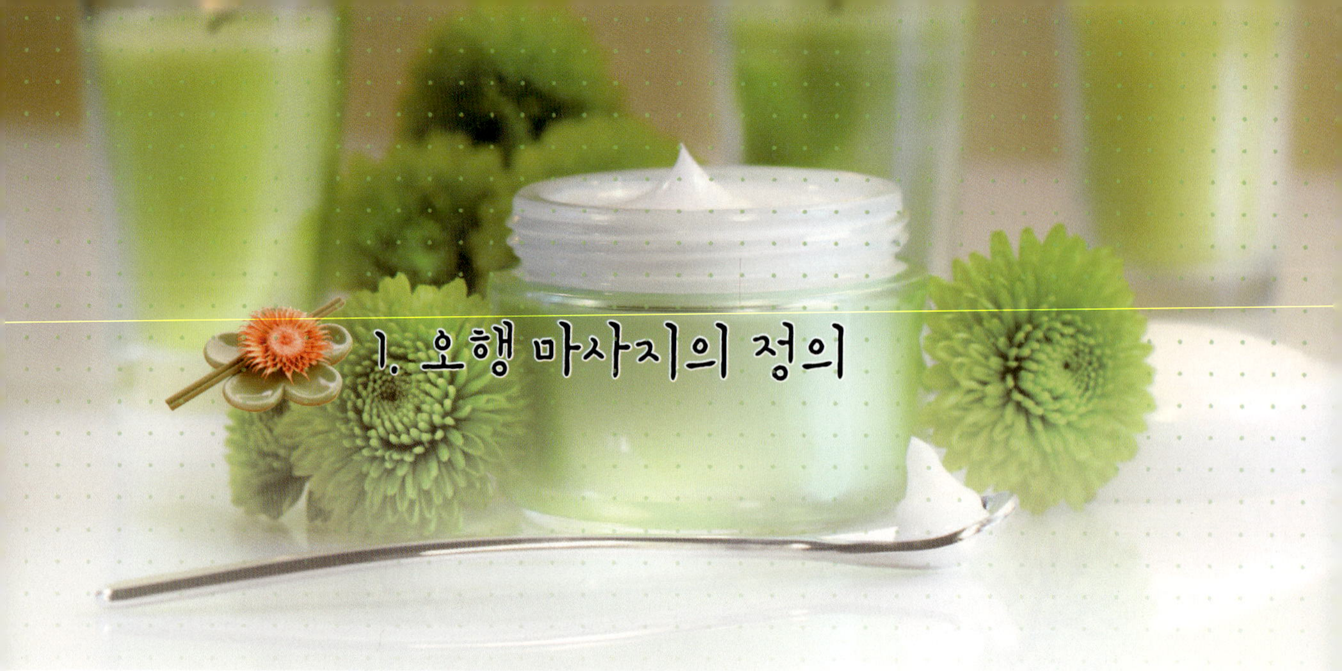

1. 오행 마사지의 정의

1. 오행 마사지란?

내부적, 외부적 요인에 의해서 내부 장기에 에너지 장애가 발생하면 복부의 정체나 엉킴이 야기되는데, 내부 장기들은 그 흐름이 막히면 해로운 에너지가 고여서 다른 신체기관으로 흐르게 되고 그것은 부정적인 감정과 질병으로 나타날 수 있다. 곧 음양밸런스가 지나치게 엄밸런스한 상태에서 오는 장애를 말한다.

또한 우리 몸의 氣, 즉 생명에너지는 육체의 내부경락, 신경계, 혈관 그리고 림프선을 타고 흐르는데 이 흐름은 예전부터 복뇌라고 불리던 그 조절센터인 복부의 길을 가로질러 있고 복부로 집중되어 있는데, 스트레스가 복부에 축적되면 점차적으로 에너지의 순환장애가 일어난다.

장기 마사지란 장기를 직접 마사지하여 장기의 기능을 방해하는 독소와 부정적 감정, 과도한 열, 혹은 열의 부족을 해소해주어 내부기관에 활력을 불어 넣으므로써 우리 몸의 문제점들을 안에서부터 근본적으로 해결하는 마사지이다.

2. 음양오행과 음양 장기의 특성

1) 음과 양

음양은 인체를 포함하여 모든 물질을 형성하는 원기에서 비롯된 양극성이다. 인체의 氣 에너지를 고찰하고 측량하기 위해서는 음양에너지를 구분할 필요가 있다.

(음양오행 표 참조)

비록 음양은 성질상 반대이지만 서로 분리된 에너지가 아니라 서로 끊임없이 영향을 미치며 상호 연관되어 있다. 음양은 각자 반대 성질을 품고 있으며 상호 연관되어 있다. 음양은 동전의 양면이다. 음양은 하나의 에너지場 에서 작용하는 두 에너지극을 지닌 막대자석과 같다.

도교인들은 음양의 정도와 비율로 모든 것을 기술하고 정의했다. 인간은 이 힘들의 조화로운 균형에 의하여 창조된다. 당신은 그 두 힘의 균형을 유지함으로써 건강을 유지하고 장수할 수 있다. 음양의 완전한 조화는 완전한 건강을 의미한다. 장기 마사지의 목적은 완전한 조화를 성취하는 것이다.

또한 정확한 음양 에센셜 오일를 구분하여 각 장기의 특성마다 바르게 사용하여 장기 마사지를 하면 더욱 큰 시너지 효과를 느낄 수 있다.

2) 오행이란?

도교인들은 다섯 가지 근본적인 에너지 변화가 음양의 상호 작용에 의해 일어난다는 것을 발견했다. 그것을 다섯 가지 움직임, 혹은 오행이라고 부르는 에너지의 다섯가지 근본 양상이다.

도교에서는 자연에서 발견되는 물리적 요소가 유동적인 다섯 가지 에너지 성질로 표현된다고 본다. 기는 이 양상을 통해 작용한다. 나무는 발전하고 생성하는 에너지를 표현한다. 불은 팽창하고 발산하는 에너지를 표현한다. 땅은 안정되고 중심으로 향하는 에너지를 표현한다. 쇠는 고체화되고 수축하는 에너지를 표현한다. 물은 보존하고 모으고 가라앉는 에너지를 표현한다. 다섯 가지의 각 에너지는 끊임없이 원기에서 비롯되는 음양의 상호 작용을 동시에 표현한다.

오행은 자연과 우주를 통해 관찰할 수 있는 에너지의 표현이다. 우주에서 오행은 별과 행성의 움직임, 그리고 다른 우주 현상에 영향을 끼친다. 땅에서 오행은 봄, 여름, 늦여름, 가을, 겨울로 표현된다. 인체 내에서 오행은 장부에 영향을 끼친다. 신장과 방광은 水, 간과 담낭은 木, 심장과 소장은 火, 폐와 대장은 金, 비장과 위장은 土에 해당한다. 우주에 영향을 미치는 힘이 바로 자연과 인체에 영향을 미치는 힘이다.

3. 장기의 해부학적 위치

- 인체해부도 + 인체모형

4. 장기의 건강상태

- 오링 테스트(건강정도, 음양구분)
- 알케미아 장기체크표 참조

5. 장기에 필요한 음, 양 에센셜 오일 선택법

- 알케미아 조직기관에 필요한 오일표 참조

木

간.담 – 연초록, 봄, 신맛(쉬--), 눈
신경, 건, 인대, 연골, 손톱, 발톱
친절, 상냥 / 분노
음오일 : 로즈, 네롤리, 진저,
그레이프프루트, 카모마일
양오일 : 카다멈, 로즈마리,
프랑킨센스, 타임, 파출리
음오일 : 제라늄, 라벤더
양오일 : 마죠람, 시다우드

火

심.소장 – 빨간색, 여름, 쓴맛(하--). 혀
혈관
기쁨, 명예, 진실성 / 조급, 거만, 잔인성
음오일 : 로즈, 팔마로사, 쟈스민, 레몬,
버가못, 클레리세이지
양오일 : 사이프레스, 카다멈, 샌달우드,
시다우드, 프랑킨센스, 블랙페퍼
음오일 : 페티그레인, 네롤리, 카모마일,
진저, 제라늄, 팔마로사
양오일 : 파출리, 바질, 프랑킨센스, 유칼립튜스

土

비.위 – 황색, 늦여름, 단맛(토후--), 입술
살(근육)
집중성, 공정, 수용 / 걱정, 근심
음오일 : 로즈, 네롤리, 레몬, 만다린, 제라늄
양오일 : 샌달우드, 사이프레스, 로즈마리, 히솝
음오일 : 민트, 카모마일, 레몬, 진저, 오렌지, 쟈스민
양오일 : 카다멈, 휀넬, 바질, 마죠람, 타임

金

폐.대장 – 흰색, 가을, 매운맛(스--), 코
피부, 몸에 난 털
용기, 정의, 양보하는 너그러운 마음,
/우울, 슬픔, 좌절
음오일 : 쟈스민, 라벤더, 진저, 일랑일랑,
페티그레인, 레몬
양오일 : 티트리, 로즈마리, 카제풋, 타임,
마죠람, 히솝, 유칼립투스
음오일 : 네놀리, 쟈스민, 페티그레인,
버가못, 오렌지, 제랴늄
양오일 : 퍄출리, 타임, 클러브, 샌달우드,
티트리, 블랙페퍼

水

신장.방광 – 청색, 겨울, 짠맛(후--), 귀
치아, 뼈, 골수, 머리털
부드러움, 신뢰성 / 두려움, 공포

음오일 : 네롤리, 제라늄, 진저, 레몬
양오일 : 샌달우드, 쥬니퍼,
보이스 디 로즈, 로즈마리
음오일 : 라벤더, 클레리세이지,
로즈, 일랑일랑
양오일 : 몰약, 사이프레스, 시다우드

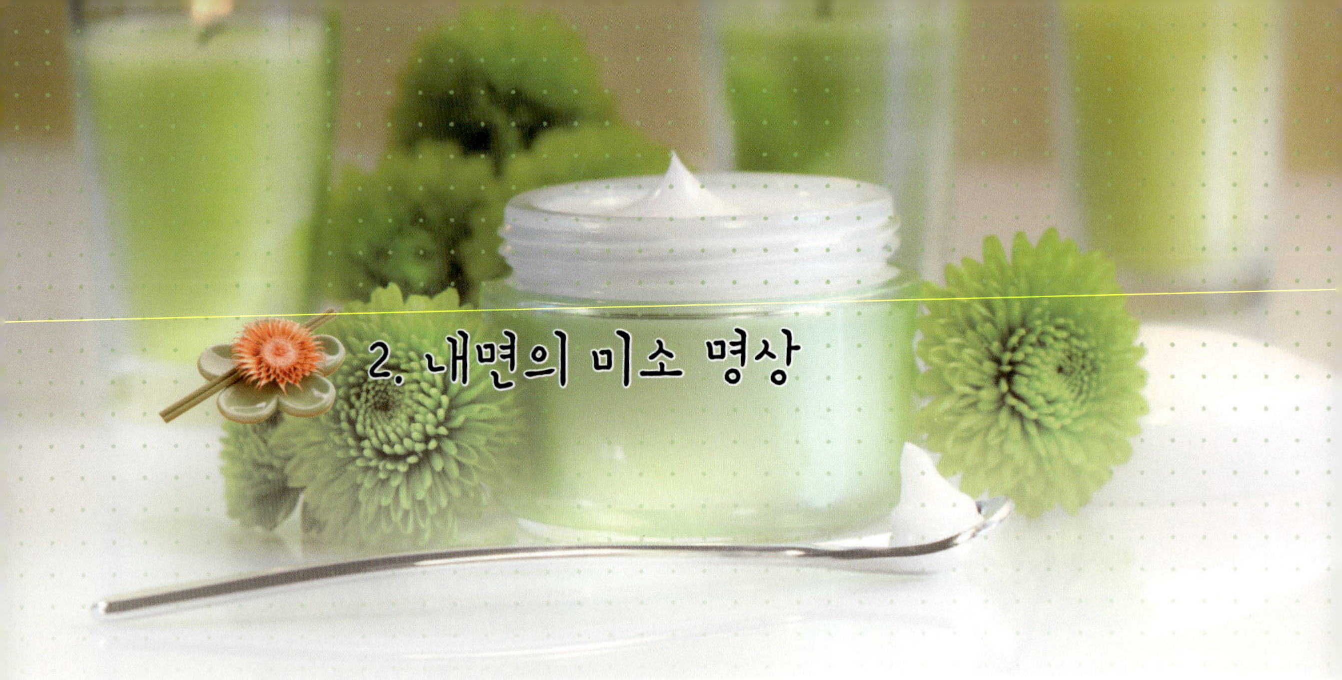

2. 내면의 미소 명상

1. 氣感을 느끼고 증진시키는 체조 : 챠크라 열기 체조

2. 에센셜 오일의 향을 느끼면서 내면의 미소 명상

: Frankincense, Sandalwood, Majoram 에센셜 오일

① 내면의 미소 명상

백회 → 인당 → 눈 → 코 → 입 → 목 → 폐 → 심장 → 간 → 담 → 신장(우측→좌측) → 췌장 → 비장 → 위장 → 소장 → 대장 → 방광→ 자궁 → 난소 → 생식기 → 항문

② 소주천 명상법

백회 → 인당 → 인중 → 갑상선 → 흉선 → 중완 → 배꼽 → 단전 → 섹스궁 → 회음 → 장강 → 천골 → 명문 → 척중 → 신도 → 대추 → 옥침 → 백회

3. Hyssop 에센셜 오일을 이용한 기차단 및 우주와 연결하는 법

- 관리사 자신을 위한 건강 관리법

4. 6가지 장기 치유의 소리

- 폐(Ss---), 심장(Ha---), 간(Sh---), 신장(Hu---얕은소리), 비장(Hu--- 깊은소리), 삼초(Hi---)

5. 실기

- 독소배출 (Salt와 Mud 사용)
  ① 서혜부 동맥열기 → ② 단전열기 → ③ 풍문열기

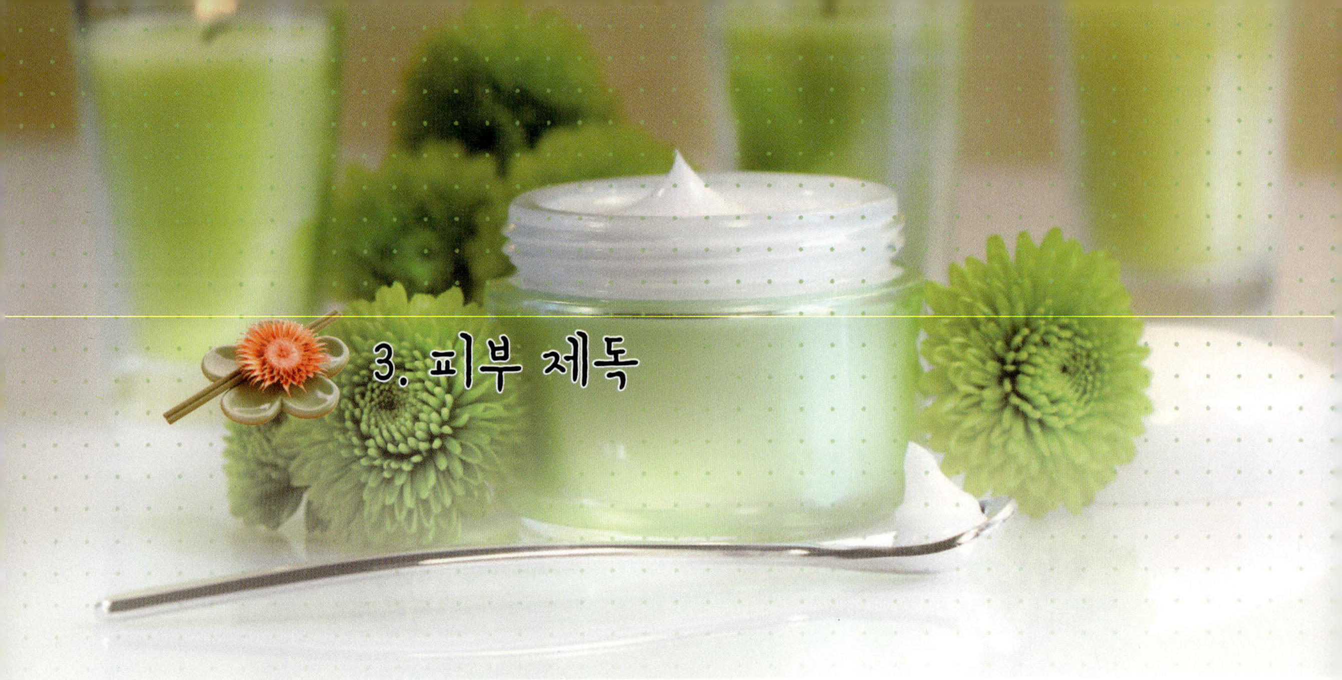

3. 피부 제독

1. 피부 제독

1) 나선형 기법(Spiraling Technique)

① 양 엄지 사용
② 네 손가락
③ 한 손가락

(1) 마사지 방향

① 시계반대 방향(설사 할 경우) : 너무 양적일 때(에너지 과도)
- 긴장, 예민, 뜨겁고, 딱딱함

② 시계 방향 : 너무 음적일 때(에너지 부족)
- 차고, 부드럽고, 약하고, 아픔

2) 스쿠핑기법(Scooping Technique, 파내듯이)

① 손바닥의 불룩한 부분으로 밀어내듯이
② 손끝으로 스쿠핑 하기
③ 양 손으로 스쿠핑 하기
④ 한 손으로 스쿠핑 하기

3) 록킹(Rocking, 앞 뒤로 흔드는 기법) **: 깊이 눌러서 흔들기**

손가락을 모두 펼쳐서 상행 결장과 하행 결장을 흔들고, 손가락을 모아 소장을 흔든다.

4) 니딩(Kneading Technique, 눌러서 돌리기)

반죽하듯이 손 동작을 부드럽게 한다.

5) 쉐이킹(Shaking Technique, 위 아래 혹은 옆으로 빠르게 가볍게 흔드는 기법)

엄지나 중지를 사용하여 뭉쳐있는 곳이나 문제가 있는 부분을 살짝 누르고 위 아래나 옆으로 빠르게 흔든다.

6) 패팅(Patting Technique, 쓰다듬기)

손가락과 손바닥으로 배꼽 주위와 배 전체를 가볍게 쓰다듬는다.
손바닥이나 손가락 끝으로 가볍게 두드리기

7) 팔꿈치로 누르기

똑바로 아래로 누르거나 나선형으로 누른다.

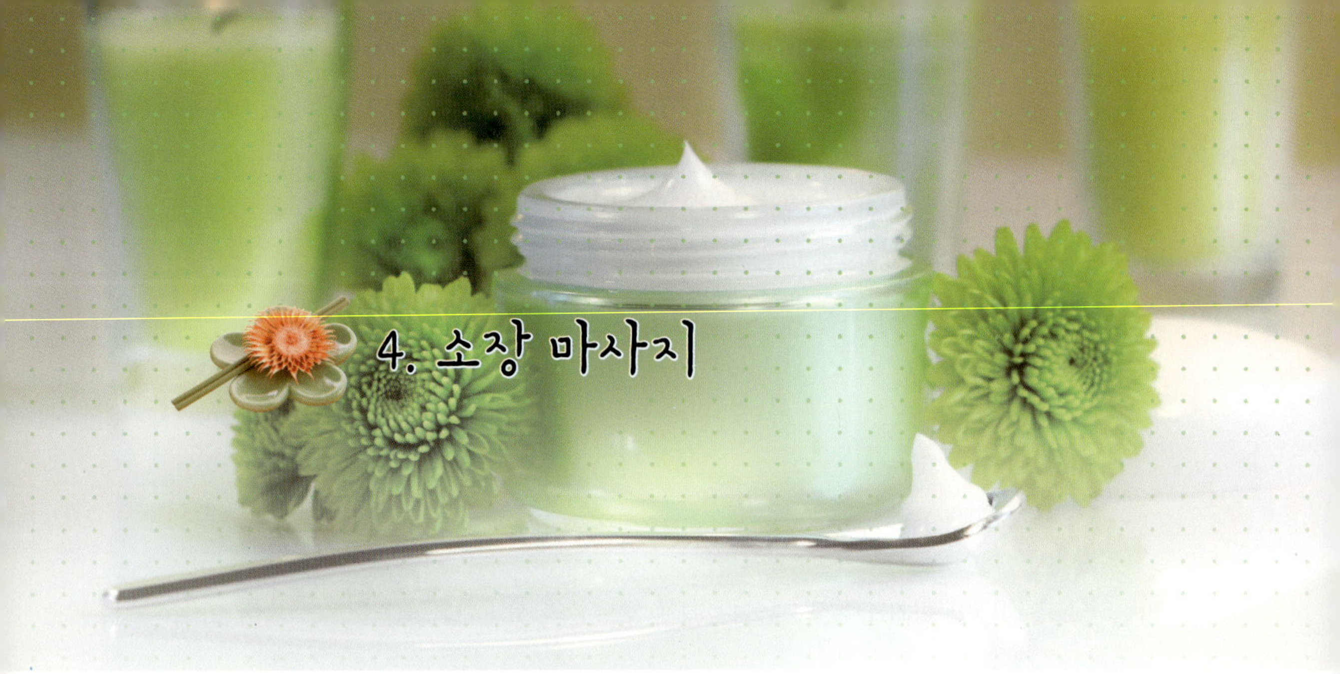

4. 소장 마사지

1. 소장의 기능

소장은 음식물을 소화하고, 그 중에서 청탁을 분별하여 흡수해 영양을 혈액으로 내보내며, 찌꺼기는 대장으로 내보내서 배설하게 한다. 적절한 영양을 받아들이는 정도, 혈액의 질은 소장의 기능에 달렸다고 할 수 있다. 소장은 심장과 관련이 있다.

소장은 십이지장, 공장, 회장으로 나뉜다. 길이가 약 6m 정도로 복부의 중앙을 거의 다 차지하고 있다. 소장은 소화된 음식물이 문정맥 기관을 거쳐 간으로 가도록 한다. 간에서 음식물은 좀 더 심도있는 소화 과정을 거친 후 인체의 나머지 부분으로 보내진다.

2. 복부의 뇌 소장

소장은 음식뿐만 아니라 감정들의 소화도 담당하고 있다. 소화되지 않은 감정들에 따라 이 장기의 수축이 달라진다. 모든 부정적인 감정들은 소장에서 축소되고 얽혀서 표현된다.

분노는 간 근처 소장의 오른쪽을 긴장시키고 근심은 왼쪽 상부 비장 근처에 영향을 준다.

초조와 불안, 증오는 맨꼭대기에 영향을 주고, 슬픔은 양쪽 옆구리에 영향을 미치며, 공포는 아래쪽 가장 깊숙한 곳에 영향을 준다.

3. 건강하지 못한 소장은 조직을 손상시킨다.

소장은 복부의 형태와 크기를 결정한다. 소장이 노폐물로 가득차 정상적인 상태보다 늘어나면, 아래로 처져 복부 아래쪽의 혈액 순환을 방해한다. 이것은 정맥을 압박하여 치질과 노장정맥이 생기도록 하며, 여성에게 호르몬의 불균형과 월경 장애를 유발할 수 있다.

소장에 쌓인 노폐물은 그 무게로 인해 천골신경총과 요추의 전달센터와 신경을 압박하게 된다. 이로 인해 장기들에서 오는 신경 전달이 마비되고, 중요한 정보가 뇌에 전달되지 못한다. 또한 뇌의 정보가 기관으로 전해지지도 않는다. 바로 이것이 장 속에 저장된 감정적인 긴장들이 등이나 다리, 요근에서 근육의 긴장으로 바뀌게 되는 이유이다.

4. 소장 마사지의 중요성

소장의 시술은 무엇보다도 중요하다. 정체된 감정을 포함해서 소장의 어떤 침체나 독소, 노폐물은 丹田이 인체의 다른 부분으로 에너지를 공급하는 것을 방해하기 때문이다.

단순히 테크닉으로 그쳐서는 안 된다. 거기에는 시술자의 인격과 영혼이 가미되어야 한다.

상대방의 배를 나선형으로 마사지할 때 시술자도 역시 똑같이 나선형 마사지를 자신의 배에 받는 것처럼 느껴질 것이다. 시술자의 에너지場의 기운이 상대방의 腸에 연결되고 시술자의 치유에너지도 역시 같이 전달된다. 소장을 마사지하는 것은 재미있는 놀이와 같다. 아주 즐거운 마음으로 다가가야 한다.

5. 소장의 에너지가 과도할 때 나타나는 증상

1) 배꼽 중심 임맥이 통증을 느끼고, 허리등뼈가 아프며, 뒷목이 뻣뻣하고 뒷목뼈가 아프다. 혀, 입속 염증이 발생할 수 있다.

2) 배가 냉하여 사지의 혈액순환이 좋지 않고 손발이 차며, 만성변비 혹은 설사 증세 발생, 소변이 잦으며, 여성에게는 난소통증이 일어난다.

3) 강한 결단력으로 시작한 일을 빨리 끝내려는 경향이 있으며, 불안정하고 쉽게 피로를 느끼며 빨리 먹는다.

6. 소장의 에너지가 부족할 때 나타나는 증상

1) 아랫배 통증, 소변이 맑고, 빈뇨, 오줌발이 힘이 없고 설사를 한다.

2) 영양소의 흡수가 약해져 빈혈이 발생할 가능성이 높아지고 엉덩이와 다리에 만성피로가 온다. 여성들은 월경전 증후군과 난소의 통증, 낭종 등 여성 질환이 심해질 수 있다. 소장이 약한 사람들은 일반적으로 너무 많이 생각하는 경향이 있어서 편두통에 시달린다.

*** 소장은 심장과 연결되어 심장의 기능을 돕는다.**
즉, 마음을 맑게 하고, 분별력을 높이고, 좋은 아이디어를 내는 것을 돕는다.
혼란된 사고는 소장이 약화되었다는 증거이다.

♠ 소장의 문제시 사용하는 오일

음오일 : 페티그레인, 네롤리, 카모마일, 진저, 제라늄, 팔마로사

양오일 : 파출리, 바질, 프랑킨센스, 유칼립튜스

7. 소장 마사지 테크닉

1) 손 바닥 전체나 손두덩이로 부드럽게 나선형으로 마사지한다.

2) 피부를 깊숙히 제독한 후 웨이브 테크닉을 실시한다.

3) 손가락으로 하는 기초적인 나선형 테크닉을 사용한다.

4) 반 시계방향, 시계방향으로 반원 또는 나선형을 그리며 앞뒤로 짧게 주물러준다.
왼쪽 - 오른쪽 - 왼쪽 - 오른쪽 순으로 1회에서 4회 반복한다.
끝낼때는 항상 손가락과 에네지를 맹장 쪽으로 끌어 당겨야 한다.

5) 소장 전체를 자극 할 때까지 계속 마사지 한다.

6) 양손으로 소장을 덮고 상대방의 호흡이 손으로 들어오도록 한다.
피시술자와 시술자가 "내면의 미소"를 실시한다.(선홍색과 하 -- 소리를 내면서 스마일)
피시술자 : 들이쉴 때, 시술자는 내쉬고 시술자의 손을 통해 피시술자에게 빛이 흘러들게 한다. 깊은 복부호흡을 하게 한다.

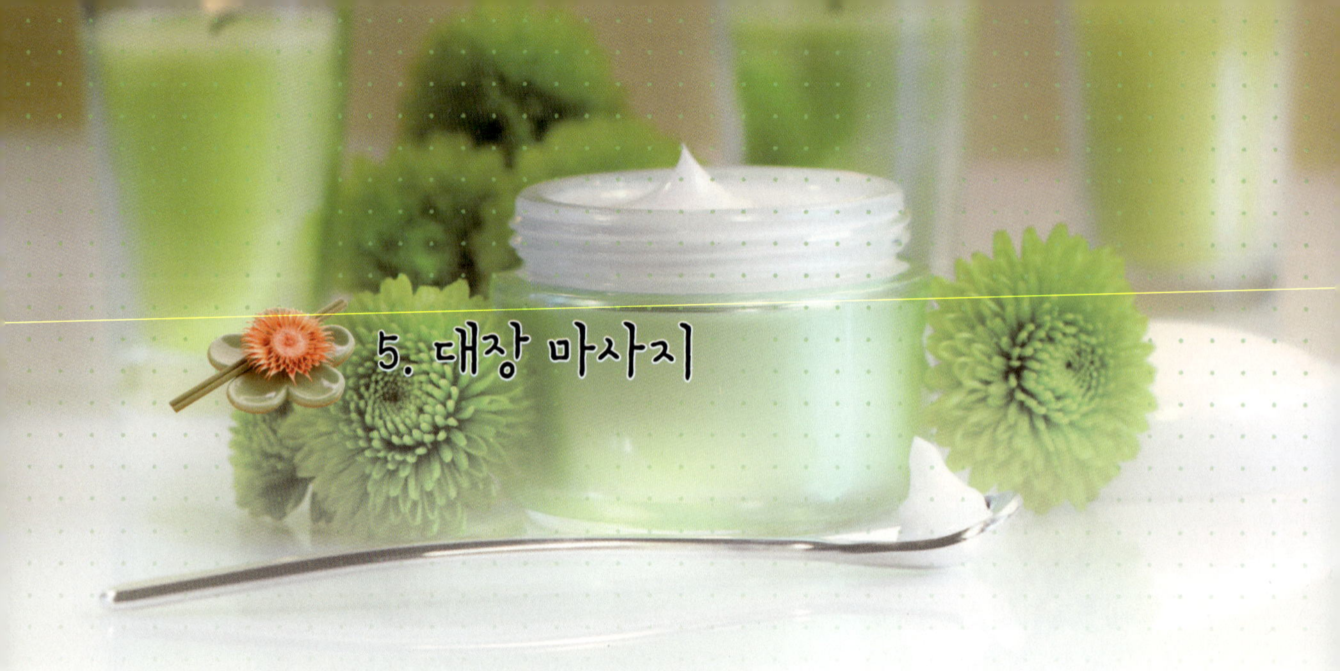

5. 대장 마사지

1. 대장의 기능

대장의 주된 기능은 찌꺼기 제거와 물과 일부 영양소의 흡수이다. 소화되지 않은 음식물과 분비물들은 결장을 통과한다. 결장은 수분, 영양분, 비타민 등 흡수할 수 있는 것은 무엇이든지 흡수하고 흡수되지 않은 것들은 대, 소변으로 배출한다.

대장은 폐와 보완적인 관계에 있다. 장은 어려움을 헤치고 이길 수 있는 결단력과 의지를 의미하며 대장이 약하면 결단력과 용기를 잃게 된다.

대장에는 충수, 결장(상행, 횡행, S형으로 나누어져 있다.), 항문도관, 직장 그리고 맹장이 포함된다.

대장과 폐는 고뇌의 감정과 연관된 기관들이다. 대장과 폐의 기능이 건강하지 않으면 고뇌, 슬픔, 그리고 이러한 감정과 관련된 경험들에 집착하려는 경향을 보인다.

2. 대장의 에너지가 부족시 나타나는 증상

대장의 에너지가 고갈되었을 때 우리는 일반적으로 변비, 건조하고 울혈된 콧구멍, 그리고 기관지 울혈을 경험한다. 약한 대장을 가진 사람들은 자주 섬유성 또는 굵은 음식을 먹을 때 설사를 하고, 복부의 냉함으로 고생한다.

전 세계에서 사람들은 "腸"을 용기와 연관지어 생각한다. 腸은 어려움을 헤치고 이길 수 있는 결단력과 의지를 의미한다. 약한 대장은 사람들이 결단력과 용기를 잃게 만든다. 그들은 자주 실망하고, 의존적이며 결국 좌절하고 쓰라림에 굴복하게 된다.

3. 대장 에너지가 과도할 때 나타나는 증상

너무 많은 대장의 에너지는 두통, 콧물, 코의 울혈, 코피, 편도선염, 잇몸과 치통, 엷은 눈과 피부색, 어깨의 통증, 가슴의 뻣뻣함, 설사로 이어지는 변비, 기침, 치질, 그리고 감기의 증상들을 유발한다. 대장의 문제들은 폐, 기관지, 그리고 콧구멍의 기능에 직접적인 영향을 미친다. 그 이유는 대장에 갇힌 과도한 에너지가 밑으로 제거될 수 없을 때 위로 올라가기 때문이다. 몸의 상부 기관으로 에너지를 가져오므로써 이 상태를 치료하고 균형을 되찾기 위해 노력한다. 이 때문에 폐, 인후, 그리고 코에 증상이 나타나게 된다.

대장의 과도한 에너지와 관련된 심리적 문제는 끊임없는 불만이다. 그 사람은 아무것도(자기 자신, 일, 부모, 또는 친구들) 좋아할 수 없다. 결국, 모든 사람들의 좋은 점, 특히 자기 자신의 좋은 점조차도 좋아할 수 없게 되어 홀로 격리되고 친구가 없게 된다.

이유는 간단하다. 대장이 몸의 찌꺼기를 제거하는데 너무 많은 시간과 일을 소모하기 때문이다. 에너지가 과도할 때, 대장은 내보낼 수가 없다. 그것은 필수적인 찌꺼기인 대변을 분리해내는 일에 강박적으로 된다. 그 사람에게 나타나는 심리적 효과는 그가 하찮고, 원한적이며, 부정적이거나 쓸모 없는 기억들에 너무 많은 에너지를 쏟는 것이다. 그 사람은 무시하거나 잊어야 하는 일에 너무 많은 주의와 에너지를 소모한다.

♠ 대장의 문제시 사용하는 오일

음오일 : 네롤리, 페티그레인, 쟈스민, 오렌지, 제라늄, 버가못

양오일 : 파츌리, 타임, 클로브, 샌달우드, 티트리, 블랙페퍼

4. 결장 세척의 중요성

결장은 일종의 하수처리 시스템이다. 결장이 침체되면 그 곳에서 썩고 부패해서 발효된 독들이 증류되어 혈액 속으로 침투해 뇌와 신경조직을 오염시킨다.

그렇게 되면 우리는 우울증에 빠지고 화를 잘 내게 된다. 또한 그것이 심장을 오염시켜 기운이 없고 굼뜨게 만들고 폐를 오염시켜 호흡곤란을 만들고, 소화기관을 오염시켜 속이 답답하고 더부룩하게 만든다. 또한 혈액을 오염시켜 피부를 창백하고 혈색이 좋지않게 만든다. 한마디로 인체의 모든 기관이 오염되어 빨리 늙고 만다.(V.E. 아이런스의 주장)

5. 대장의 숙변제거

대장의 많은 문제들은 맹장판막이나 S결장에서 발생한다.

이 부분들을 손으로 촉진하면 문제를 알 수 있다. S결장 부위에 문제가 있다면, 그 곳에서 직접 시작하지 말고 그 주위부터 시술해야 한다. 절대로 아픈 부위(대장이든 다른 어떤 곳이든)를 직접적으로 시술하지 말아야 한다. 다른 곳에서 시작하여 환부나 정체되어 있는 곳을 접근해야 한다. 대장에 정체되어 있는 것들을 풀어주기 위해서는 비장 만곡부 부분의 왼쪽 갈비뼈에서 시작한다.

6. 변비

1) 주원인

복부와 장의 과도한 열, 간의 기운 정체

① 결장의 무력증(음증)

② 숙변의 정체(양증)

③ 결장의 경련(양증)

④ 배변 곤란증(직장성 변비, 양증)

2) 에센셜 오일

오렌지, 네롤리, 레몬, 버가못, 페티그레인, 휀넬, 마죠람, 로즈마리

3) 혈점

곡지, 기해, 족삼리

7. 설사

1) 주원인

비장과 신장의 양 에너지가 너무 많다.

① 신경성 설사
② 내장의 감염
③ 중금속 오염, 항생제 남용, 숙변의 정체
④ 흡수 장애
⑤ 췌장 질환
⑥ 골반 질환
⑦ 당뇨병 신경질환
⑧ 신진대사 질환(갑상선 기능 항진)
⑨ 면역력 결핍 증세(영양불충분)
⑩ 음식 알레르기성
⑪ 과다한 생 과일 섭취

2) 에센셜 오일

블랙페퍼, 타임, 파츌리, 사이프레스, 휀넬, 유칼립튜스, 진저, 카모마일, 네롤리, 민트

8. 마사지

① S결장 펌핑하기

② 5자 그리기 테크닉

③ Mouse 테크닉

④ Scooping 테크닉

⑤ 시계방향 웨이브 테크닉

⑥ 맹장마사지

① 회장판 마사지 : 비장 만곡부에서 맹장방향으로 한다.

② 맹장 마사지 : 튜브를 짜는 것처럼 계속해서 단단히 누르고 있다.(주위 : 2~3회 반복으로 끝내라)

⑦ 상행결장 – 횡행결장 – 하행결장을 풀어주고, 마지막으로 S결장에서 가볍게 펌핑한다.

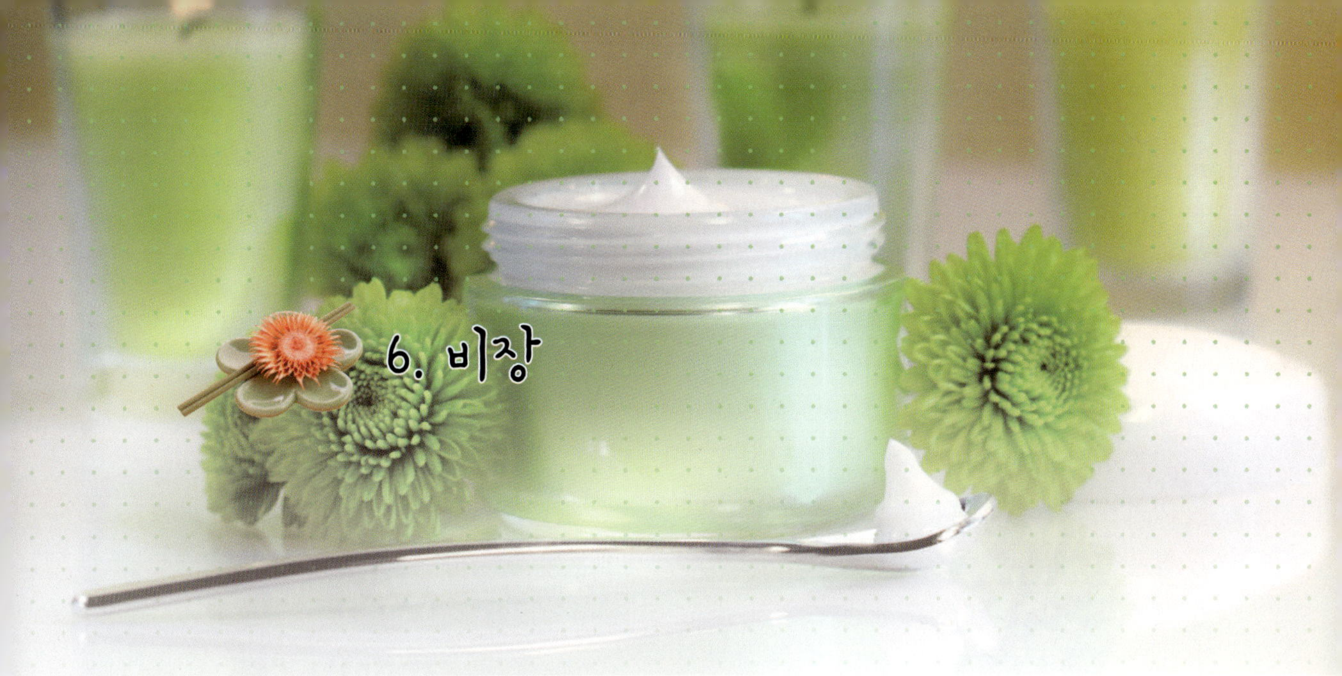

6. 비장

1. 비장

1) 비장의 기능

비장은 인체에서 가장 큰 림프 조직이자 가장 큰 림프절이다. 비장은 림프액을 여과시키지 않는다. 혈액을 여과하고 비축하고 정화한다. 그리고 박테리아와 혈액 세포들을 분해하고, 제거하며 그것들을 간을 통과하는 담즙 속으로 재순환시킨다.

간과 담낭의 소화작용과 연결되있는 비장은 소화기능에서 전달과 수송을 담당한다. 비장은 음식에서 기를 뽑아내 폐에서 나온 기와 혼합하여 그것을 다섯 가지 맛에 따라 나누고 적절한 기관에 분배한다. 비장의 기능이 제대로 이루어지지 않으면 몸 전체의 혈액과 기에 혼란이 온다.

※ 비장을 상하게 하는 행위

음식을 절도 없이 먹고 힘겹게 일하면, 비장이 상한다. 타박을 받거나 넘어지거나, 술과 음식을 지나치게 먹은 다음 성행위를 하거나 땀을 내고 바람을 쏘이면 비장을 상하게 한다.

전형적으로 소화가 위와 장에 의해 수행된다고 말해야 하나,오행에 의하면 소화는 절대적으로 비장의 건강한 기능에 달려있다. 생물학적으로 비장은 손상 받거나 죽은 세포들을 혈액 밖으로 걸러내고 림프구와 다른 백혈구같은 면역세포들로 혈액을 채운다. 서양 의학에서 비장은 생명의 필수적인 것으로 여기지 않고, 특정 암과 다른 장애의 경우에 자주 수술로써 제거된다.

그러나 동양의학은 비장을 최고로 중요시하고, 생명의 질서 정연한 기능에 필수적인 기관 중 하나로 여긴다. 비장의 에너지 즉, 비장으로부터 나오는 기는 소화기를 통한 음식의 이동을 지배한다. 비장의 에너지는 음식을 장을 통해 이동시키는 것을 도와준다. 비장은 또한 소장이 음식의 본질 즉, 필수 영양소를 血液과 氣로 바꾸는 것을 도와준다. 비장은 氣를 폐와 대장으로 보낸다. 이런 방법으로 이 두 기관에게 생명력으로 영양을 공급하고, 호흡과 찌꺼기의 배설을 가능하게 한다.

에너지는 비장으로부터 폐와 대장에 적절한 영양을 공급하기 위하여 자유롭게 이동해야 한다. 이 비장의 에너지는 연동 운동을 하게 하고 장과 몸밖으로 찌꺼기를 이동시키기 위해 필요하다.

당신은 "나는 장이 그것을 스스로 한다고 생각했다"라고 중얼거릴 수 있다. 순전히 대장만 본다면 당신이 맞을 것이다. 그러나 대장이 연동 운동을 수행할 수 있는 정도는 비장으로부터 받는 에너지에 달려 있다.

만일 비장에 문제가 있다면 대게 과도한 가스, 산성 위, 또는 가슴 쓰림과 같은 소화기의 다른 문제가 있게 될 것이다.

따라서 만약 소화에 문제가 있다면 우리는 장과 흙의 요소 모두를 치료해야 한다. 비장의 에너지는 몸에서 알칼리 상태를 필요로 한다. 혈액이 더 산성일수록 비장은 더 고통을 받는다. 따라서 음식을 잘 씹는 것은 침이 알칼리성이므로 비장의 건강에 필수적이다. 덜 씹을수록 침이 덜 나오고, 비장의 건강은 더 나빠지게 되는 것이다.

동양의학에서 비장의 에너지는 또한 혈액을 지배한다. 출혈, 자궁 출혈 또는 다른 출혈성 문제가 있을 때 동양의학은 비장을 치료하도록 권고하고 있다. 왜냐하면 비장이 혈액을 보유하고, 내보내기 때문이다. 만약 비장의 에너지가 약하다면 혈액은 모세 혈관으로부터 쉽게 깨어져 나올 것이고 신체의 몇몇 부드러운 부분에서 출혈을 유발할 것이다.

〈비장경락〉

비장은 손상된 또는 죽은 세포들을 혈액으로부터 깨끗이 하고, 혈액이 면역 세포들로 채워지는 것을 매개한다. 그것은 특히 위와 대장 모두를 생명력, 또는 기로 영양 공급하기 때문에 적절한 소화에 필수적이다. 약한 비장 경락 활동을 가진 여자들은 생리 문제로 고생하고, 약한 비장 경락 활동을 가진 남자들은 발기 부전으로 고생한다.

비장과 관련된 감정은 동정과 연민이라고 생각한다. 약한 비장을 가진 사람들은 지나치게 동정심이 많은 경향을 보인다. 균형 잡힌 비장의 상태를 지니는 사람들은 다른 이들에 대한 강한 동정심을 가지나, 삶의 기본적인 어려움을 이해하려 노력한다.

2) 비장의 에너지가 부족시에 나타나는 증상

비장 에너지가 약할 때 소화력이 약해지고, 침의 부족, 밥맛이 없고, 만성적인 위산과다증, 갈색 빛의 얼굴, 감기에 약함, 경직되고 예민한 배꼽, 척추의 통증, 전신에 기운이 없다.(수족 무력), 발의 혈액순환 장애로 고통받는다, 변이 묽거나 설사, 배가 꾸룩꾸룩한다.

심리적으로 세부적인 것에 강박관념을 가지고, 만성적으로 불안하며, 침착하지 못할 수 있다. 너무 많이 생각하고 만성 피로를 유발하는 잠 못 이루는 밤을 지새며, 차가운 수족과 빈약한 혈액순환으로 고생할 것이다. 지나치게 동정심이 많고 약하며, 험담하는 것을 즐긴다.

3) 비장의 에너지가 과할 때 나타나는 증상

비장이 과도한 에너지를 가질 때, 상태를 다시 균형 잡기 위해 노력함에 따라 정상보다 많은 양의 침이 입에 고인다. 위는 산성, 민감 그리고 과민해지는 경향을 보인다. 단 것을 만성적으로 갈망하게 된다. 결과적으로 그는 에너지 수준의 큰 변동에 따라 변덕스럽고 주관적이 될 것이다.

살이 찌고, 배가 불러오고, 기운이 막혀서 몸이 무겁고, 가슴이 답답하고, 다식, 다면, 수족무력, 관절염, 신경통, 입술이 붉고, 피부가 누렇고, 윗배가 거북함, 체하기 잘하고, 소.대변이 불편

♠ 비장에 문제시 사용되는 에센셜오일

음오일 : 로즈, 네롤리, 레몬, 제라늄, 쟈스민, 라벤더, 팔마로사

양오일 : 샌달우드, 사이프레스, 로즈마리, 히솝, 티트리

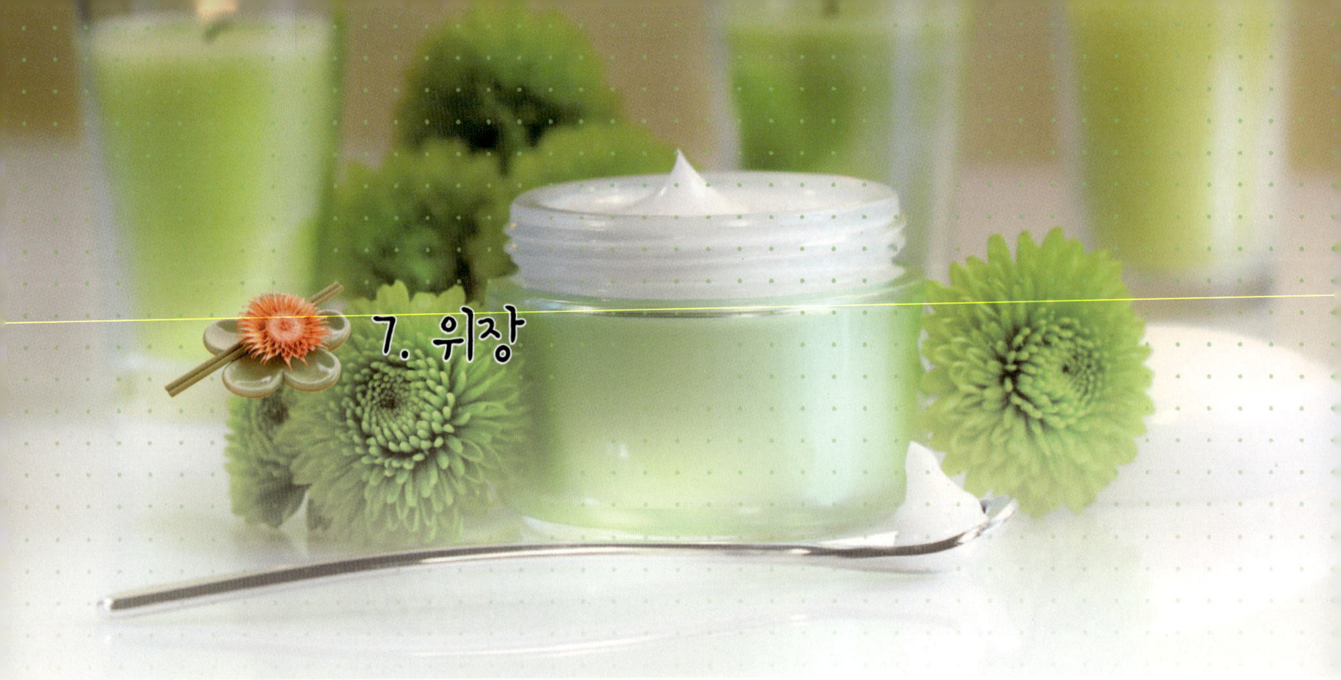

7. 위장

1. 위의 기능

위는 식도로부터 음식물을 받아들여 모았다가 소장의 입구인 십이지장으로 보낸다. 위에는 단백질 분해를 돕는 소화액이 들어있다. 그것이 단백질을 미즙이라 불리는 엷은 유동체로 변화시킨다. 이 유동체는 소장으로 보내져서 소장에서 영양분을 흡수한다. 음식이 아직 위에 있는 동안 비장은 음식에서 오는 기의 일부를 배정하기 시작한다. 이 기는 폐로 보내져서 공기의 기와 결합되어 피와 영양이 기로 바뀐다.

위의 역할은 당연히 부분적으로 소화된 음식(즉, 씹힌 음식)을 받아 그것을 소장으로 보내기 위해 준비하는 것이다. 위는 음식을 분해하고 소장에 도달했을 때 혈액으로 더 쉽게 접근하게 만드는 산을 분비한다.

위는 우리가 무시할 수 없는 기관 중 하나이다. 어떠한 위의 문제도 우리를 괴롭히며, 만성적인 위의 질환은 우리를 하루 종일 괴롭힌다.

2. 위의 에너지가 부족시 나타나는 증상

위의 에너지가 고갈되었을 때, 식욕이 감소하고, 음식에 대해 까다로워지며, 대부분 위산의 분비로 인한 만성적인 불편을 겪는다. 다리는 자주 무겁고, 몸은 쉽게 피로해 진다. 자주 위의 통증을 느끼고, 만약 잘못된 음식을 먹으면 수 시간씩 급성으로 고통받을 수 있다. 대부분 위의 문제는 소화문제(변비, 설사 또는 경련성 대장)와 연관된다.

입술과 혀가 창백하고, 입맛이 없고, 소화가 잘 안됨, 명치 밑이 답답하고 트림이 잘 난다.

위의 문제들은 심리에 매우 직접적인 효과를 갖는다. 고갈된 위 에너지를 갖는 사람들은 변덕스럽고, 까다롭고, 특히 자신에 대해서 너무 많은 생각을 하는 경향이 있다. 그들은 신용이 없고, 아이스크림과 음료수 같은 부드럽고 찬 음식들을 선호한다. 그러나 전반적으로 식욕이 없고, 휴식이 필요하며, 앉아 있을 때, 심지어 의자의 등받이가 직각일 때에도 기대는 것을 좋아한다.

그들은 자신들이 필요한 것이 무엇인지를 받아들이는데 문제가 있다. 위의 기능이 약한 것이 그들로 하여금 영양공급을 잘 받지 못하고, 제대로 보호받지 못하고 있다는 느낌을 갖게 한다. 그들은 자주 좌절하고, 삶의 투쟁을 즐기지 않지만, 그 대신 모든 것을 불편한 것으로 본다.

3. 위장의 에너지가 과도할 때 나타나는 증상

너무 많은 위 에너지를 가진 사람은 식욕이 없음에도 불구하고 과식하려는 경향을 보인다. 어깨의 뻣뻣함과 약간의 통증, 다리와 전반적으로 빈약한 혈액순환, 건조하거나 거친 피부, 빈혈의 성향, 그리고 여자에게서 생식기의 만성적 문제들이 나타날 것이다.

입이 마르고, 악취가 나고, 입몸이 붓고, 갈증나고, 윗배 그득, 통증, 신물이 나고, 트름이 나고, 구토가 나고, 위가 붓고, 팽팽하고, 구내에 어혈, 반점이 나타난다.

위 에너지가 과할 때, 그 사람은 너무 많이 생각하는 경향이 있다. 그는 대부분 거대한 야심이나 삶에 대한 욕심을 갖고 있으나, 그것을 성취할 수 없고, 따라서 좌절한다. 이러한 사람들은 만성적으로 만족하지 못하고, 감정적으로 극단적이다. 차갑거나 애정이 부족하고, 또는 지나치게 애정이 많다.

그들은 많이 먹으나, 급하고 음식에 대한 감사가 없다. 그들은 목표에 도달했다는 것을 느끼지 못한 채 지속적으로 노력하며, 신경성이 되는 경향을 보인다.

♠ 위 문제시 사용하는 에센셜 오일

음오일 : 민트, 카모마일, 레몬, 진저, 오렌지, 쟈스민, 팔마로사

양오일 : 카다멈, 휀넬, 바질, 마죠람, 타임

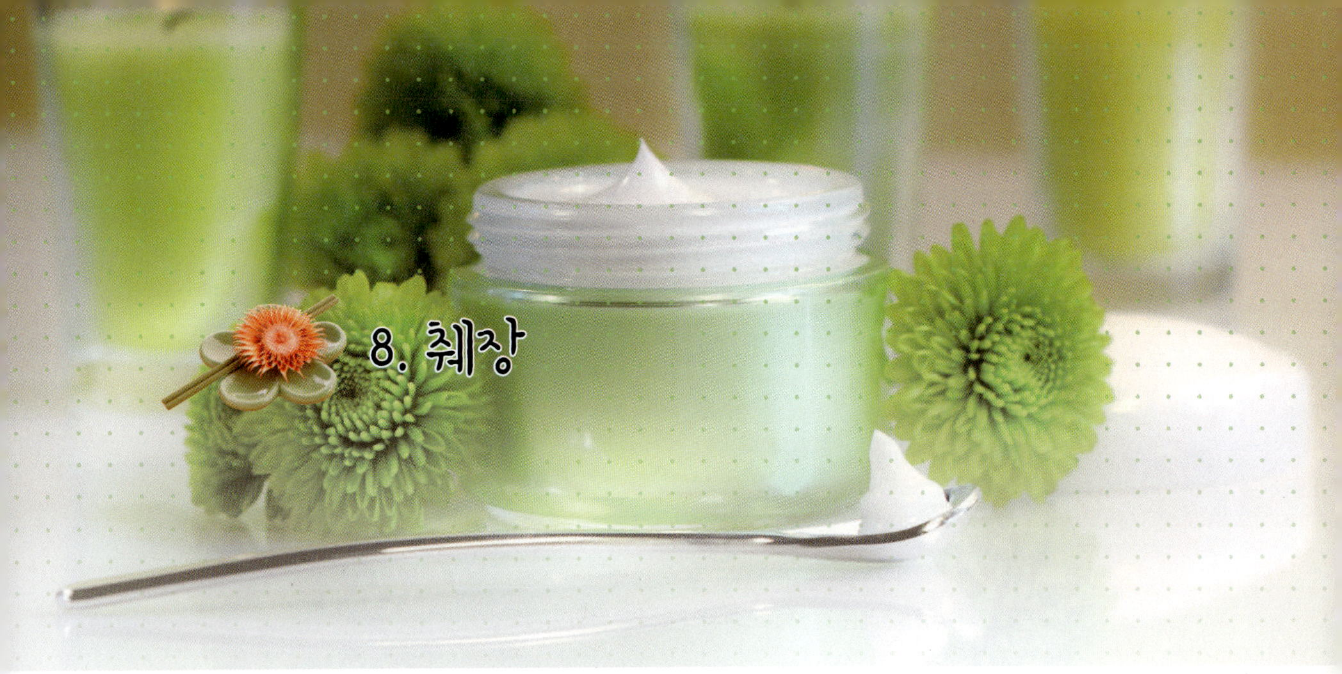

8. 췌장

1. 췌장의 위치

췌장은 위장 뒤에 위치하고 있는데, 머리 부분은 몸의 중앙선 근처에 놓이고 꼬리쪽은 대장의 비장 만곡부 근처의 왼쪽 흉곽 아래에 놓인다. 비장의 길이는 12~15cm 사이이다.

2. 췌장의 기능

췌장의 기능은 췌장액을 만들어 내는 것이다. 췌장액은 소장으로 흘러들어가서 소화를 도와준다. 췌장액은 강 알카리로 담낭의 담즙과 결합되어 위산의 균형을 잡아 준다.

췌장은 또한 내분비 기능을 가지고 있는데, 인슐린을 혈액 속으로 방출하여 혈액의 당분이 세포 속으로 흡수되도록 해준다. 당분이 흡수되지 않는 상태를 당뇨병이라고 부른다.

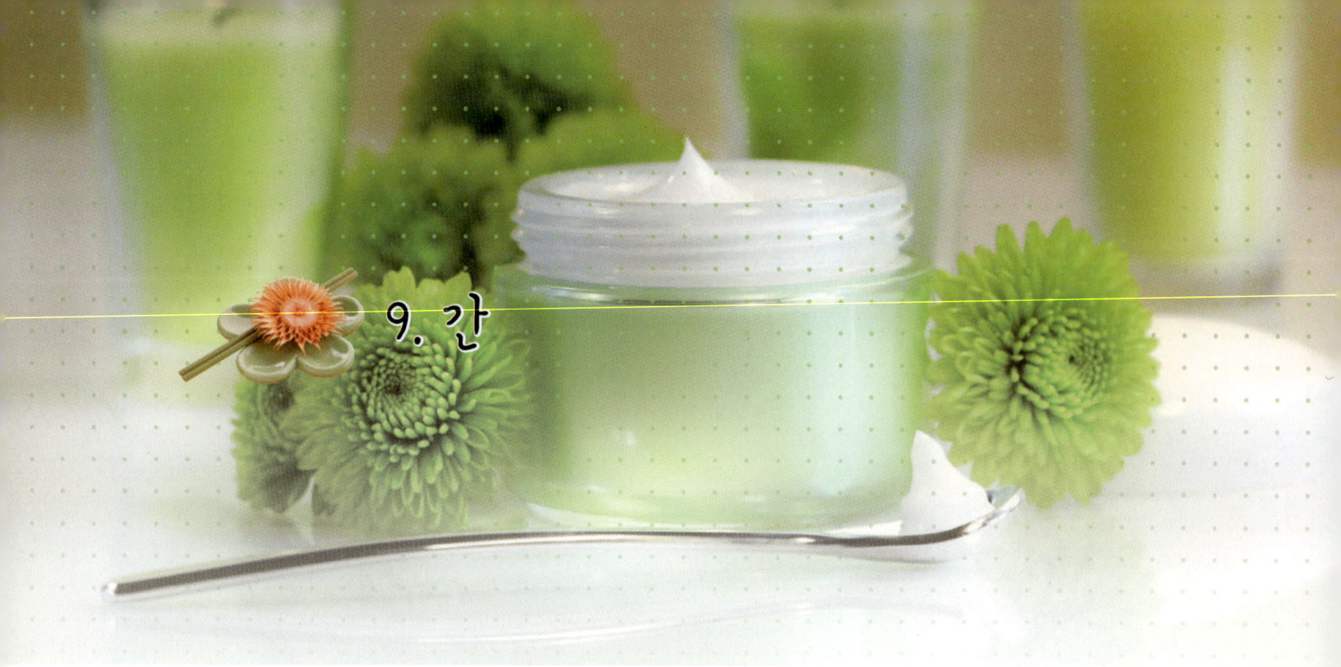

9. 간

1. 간의 위치

간은 오른쪽 갈비뼈 아래, 오른쪽 폐와 횡격막 바로 밑에 위치하고 있는데, 중앙선을 넘어 왼쪽까지 뻗어 있다. 피와 액체를 제외한 간의 무게는 대략 1.4kg이다. 간은 4개의 엽으로 되어 있다.

2. 간의 기능

간은 많은 양의 혈액, 미네랄, 비타민을 저장한다. 그리고 탄수화물을 더욱 간단한 당분으로 분해시켜 인체에 저장하도록 한다. 간은 또한 단백질과 아미노산 생산을 책임지며, 지방과 항체와 대부분의 혈장 단백질을 생산한다. 그리고 간은 담즙을 생산하는데, 이 담즙은 담낭에 의해 소장으로 전달되어 소장이 음식의 지방을 흡수하도록 도와준다.

간은 인체에 들어오는 모든 독소와 화학 물질과 약물들을 저장한다. 간의 기능은 독을 화학적으로 덜 유독한 혼합물로 분해하여 인체가 더욱 쉽게 그 독소들을 배출할 수 있게 해주는 것이다.

이 독소들은 대개 오랫 동안 간에 저장되어 있으면 간은 소화 작용을 비롯한 다른 기능을 제대로 수행할 수 없게 된다. 그러면 담낭의 담즙 분비가 감소되어 담석이 생긴다. 간은 또한 신경을 조절한다. 그러므로 간은 사고 작용과 신경 활동의 한 역할을 담당한다.

3. 간의 문제시 증상들

간은 비장을 강하게 해준다. 비장은 운하작용을 하며 위장을 도와준다. 간은 오른쪽 옆구리를 주관한다. 만성위염, 배설기능, 아랫배, 겨드랑이, 비뇨, 생식기, 머리 정수리, 부인과 문제 등

4. 간의 에너지가 부족시에 나타나는 증상

손톱이 굳고, 귀울림(이명), 시력저하, 힘줄이 당기고 오그라들고, 어지러움, 수족이 냉함, 묽은 가래, 구토증상, 음낭(고환)이 당김, 수족이 마비, 수족이 빠지는 느낌, 백내장, 녹내장, 방사, 간질, 근무력증, 전신불수(풍), 색맹, 색약(한가지 색을 못 보는 증세)

5. 간의 에너지가 과도할 때 나타나는 증상

신경질적이고, 몸이 쉽게 피로하고, 힘이 무력하고, 수면장애, 눈이 충혈, 쌍꺼풀이 쳐짐, 약시, 맹인, 머리가 무거움, 옆구리 결림, 소화장애, 신물이 올라옴, 수족이 떨림, 혈뇨, 얼굴이 검어짐, 간염, 간경화, 간암, 알콜중독

♠ 간의 문제시 사용하는 에센셜 오일

음 오일 : 로즈, 네롤리, 진저, 그레이프프루트, 카모마일

양 오일 : 카다멈, 로즈마리, 프랑킨센스, 타임, 파츌리

♠ 간 경락 : 발끝에서 자궁위치를 지나 유방방향으로 흐른다.(아랫배, 옆구리)

눈이 맑고 푸른 빛,혈관병, 고혈압 치료, 간은 인대, 건을 주관한다.

항문(회음운동), 어지러움, 풍, 머리 무거움, 간질, 손발 저림, 안면 경련

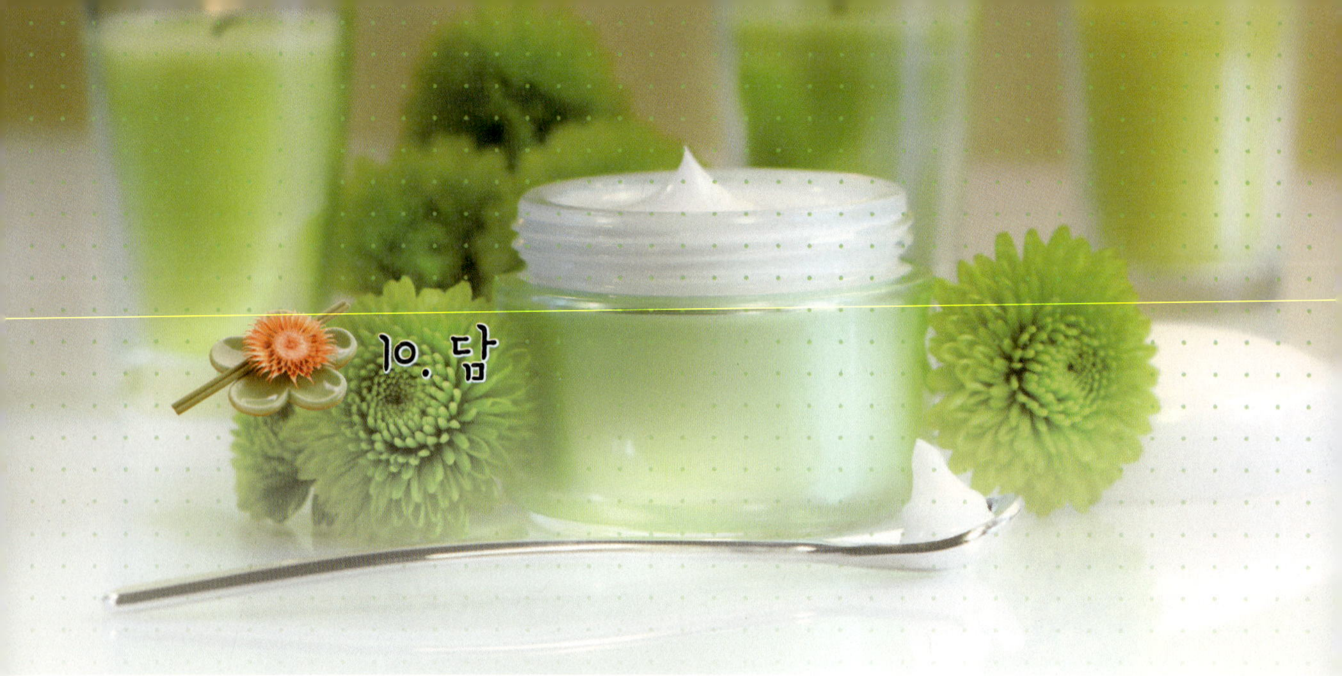

10. 담

1. 담의 위치

담낭은 배(과일) 모양의 주머니로 간 아래 오목한 곳에 위치하고 있다.
크기는 엄지 손가락만하고 간의 두 전엽 사이에 있다.

2. 담의 기능

담낭의 기능은 담즙을 모으고 저장했다가 소화를 위해 소장에서 필요할 때 보내주는 것이다. 담즙은 음식의 지방을 분해한다. 담낭의 가장 큰 문제는 담즙염으로 과도하게 울혈이 되는 것이다. 혹은 박테리아가 침입할 수도 있다. 그러면 담즙이 박테리아를 고립시켜 주위에 진주같은 담석을 형성한다. 종종 담석들이 너무 많이 생겨 담낭관을 막는다.

담낭은 무언인가를 결정하는 것과 연관이 있다. 담낭이 제대로 작동하지 않으면 쉽게 두통이 생기고 나태해지고 우유부단해진다.

3. 담의 문제로 인한 증상

간을 보호하고, 십이지장으로 담즙을 보내서 단백질 소화를 도와 줌

4. 담의 에너지가 부족시에 나타나는 증상

잘 놀래고, 줏대가 없고, 담력이 모자라고, 잠을 못잠, 한숨, 구토, 난시, 현기증, 윗배 답답, 불안하고, 황달이 있고, 발가락이 오그라들고, 걷기 힘들어 절룩거림

5. 담의 에너지가 과도할 때 나타나는 증상

오줌이 잘 안나오고, 오금이 결리고, 장딴지가 터지는 증세, 소변시 열이 나고, 통증이 있고, 고름이 나오기도 하고, 혈뇨, 색이 누렇고, 붉고, 혼탁하고, 좌골 신경통, 새끼 발가락이 아픔, 아랫배가 단단, 몸살기운, 눈에 핏발, 고혈압

♠ 담의 문제시 사용하는 에센셜 오일

음오일 : 제라늄, 라벤더

양오일 : 마죠람, 시다우드

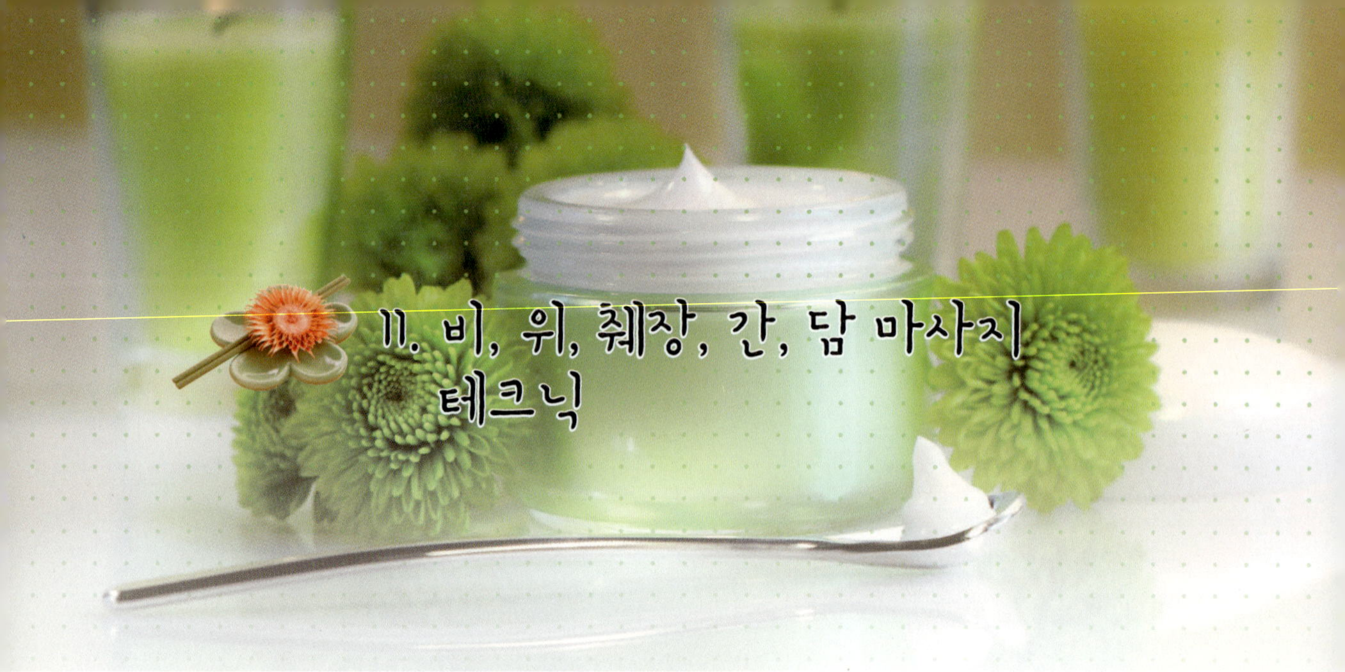

11. 비, 위, 췌장, 간, 담 마사지 테크닉

1. 위, 비장 마사지

① 한손으로 무릎 근처 허벅지의 (혈해)혈을 누루고 다른 손은 비장과 위장의 반사점을 마사지 한다.

② 발에 있는 (태백)혈을 자극, 다른 손으로 (혈해)혈을 누른 상태에서 피시술자는 시술자의 손(혈해)을 통해 숨을 들이쉬고 내쉰다.

▶ 내쉴 때 : 걱정, 근심의 감정이 나감을 느낀다.

▶ 들이 쉴 때 : 황금색의 빛이 들어옴을 느낀다.

③ 비장 만곡부의 노폐물 제거(5자 그리기 테크닉)

④ 양 엄지 손가락이나 다른 손가락으로 비장 부위를 나선형으로 마사지 한다.

⑤ 피시술자가 자신의 비장과 氣로 시술자의 손가락을 밀게 한다.

⑥ 한 손은 비장위에 다른 한손은 비장 밑(등쪽)에 두고 베이킹한다. 이때 "내면의 미소" 띄운다.

2. 췌장 마사지

① 손바닥을 세워 새끼 손가락 쪽을 날로 인체의 중앙선에 있는 췌장의 머리 부분을 깊이 누른다. 손바닥 날과 손가락을 굴리며 마사지 한다.

- 주의 : 결석이나 결정이 비장으로 들어가지 않도록 인체의 중앙선쪽으로 밀어 주는 테크닉으로 한다.(비장의 꼬리에서 머리쪽으로)

② 마사지를 하는 동안 두사람이 같이 비장의 소리(투후---)를 낸다.

3. 위장, 비장, 췌장 왼쪽 결장을 위한 펌핑 테크닉

① 양손 엄지손가락으로 나선형을 그리며 이 부위 전체를 풀어준다.

② 한손은 왼쪽 갈비뼈 하부에 얹어 아래로 누르며 숨을 내쉬는 것을 촉진시킨다. 다른 손은 갈비뼈 아래를 따라 천천히 마사지 한다.

③ 내쉬는 호흡에 맞추어 비장과 위장 방향에서 배꼽 쪽으로 스쿠핑 하면서 인체의 중앙선과 몸 전체쪽으로 펌프질 한다.

4. 간 마사지

① 한손으로 엄지 발가락과 둘째 발가락 사이의 (태충)혈을 누르고 다른 손으로는 간의 반사점을 마사지 한다.

② 피 시술자는 시술자의 손을 통해 숨을 들이쉬고 내쉰다.

내쉴 때 : 쉬---소리와 " 분노"의 감정이 배출

들이 쉴 때 : 연초록색의 빛이 들어옴을 느낀다.

③ 대장의 정체를 우선적으로 풀어주어야 한다. 특히, 간 부분의 대장을 깨끗이 청소해야 한다.

④ 비장, 췌장, 갈비뼈 횡격막을 정화해서 공간을 확보한다.

⑤ 의 딱딱한 지점을 찾아서 손가락 끝으로 작은 원을 그리며 갈비뼈 아래쪽의 경계를 따라서 마사지 한다. 뭉친 곳이나 딱딱한 곳이 있으면 풀어주고 그곳에 간의 치유소리(쉬 ---)를 직접 불어 넣는다.(피시술자와 함께 3번 반복)

⑥ 간의 상부를 마사지 할 때는 양손을 검상돌기의 오른쪽에 얹고 시작한다.

⑦ 전과정에 걸쳐 간의 치유소리(쉬---)를 내게 한다. 그러나 심장 반사 부위를 할 때는 심장의 소리(하 ---)를 내게 한다.

⑧ 피시술자가 자신의 간과 氣로 시술자의 손을 밀어 낸다.

⑨ 베이킹 : 왼손을 등쪽의 하부 갈비뼈에 오른손은 갈비뼈와 간 위에 얹고 베이킹 한다.

⑩ 간 펌핑 : 오른손의 엄지 손가락은 갈비뼈 하부에 두고 검지는 흉골쪽을 향하여 놓고 움직이지 않게 고정시킨다. 다른 왼쪽손은 간 위치의 갈비뼈 위에 얹고 배꼽이나 왼쪽 엉덩이 쪽을 향해 내쉬는 숨에 맞추어 부드럽게 펌핑한다.

5. 담낭 마사지

① 한 손으로 (합곡)혈을 누르고 다른 손으로 담낭의 반사점을 마사지한다.

② 피시술자는 시술자의 손을 통해 숨을 들이 마시고 내쉰다.
내쉬며 간의 소리(쉬---)를 내면서 "연초록색"의 빛을 느낀다.

③ 엄지 손가락을 직접 담낭위에 갖다 대고, 다른 손의 손날을 T자 모양이 되도록 담낭위의 엄지 손가락에 얹어 무게를 보낸다. 누르면서 거꾸로 된 J모양이 되도록 시계방향과 반 시계방향으로 반원을 그리고 나서 담낭과 담관을 인체의 중앙선과 배꼽쪽으로 짜내는 것 처럼 밀어낸다.

④ 피시술자는 담낭과 氣로 시술자의 손가락을 힘껏 밀어낸다.

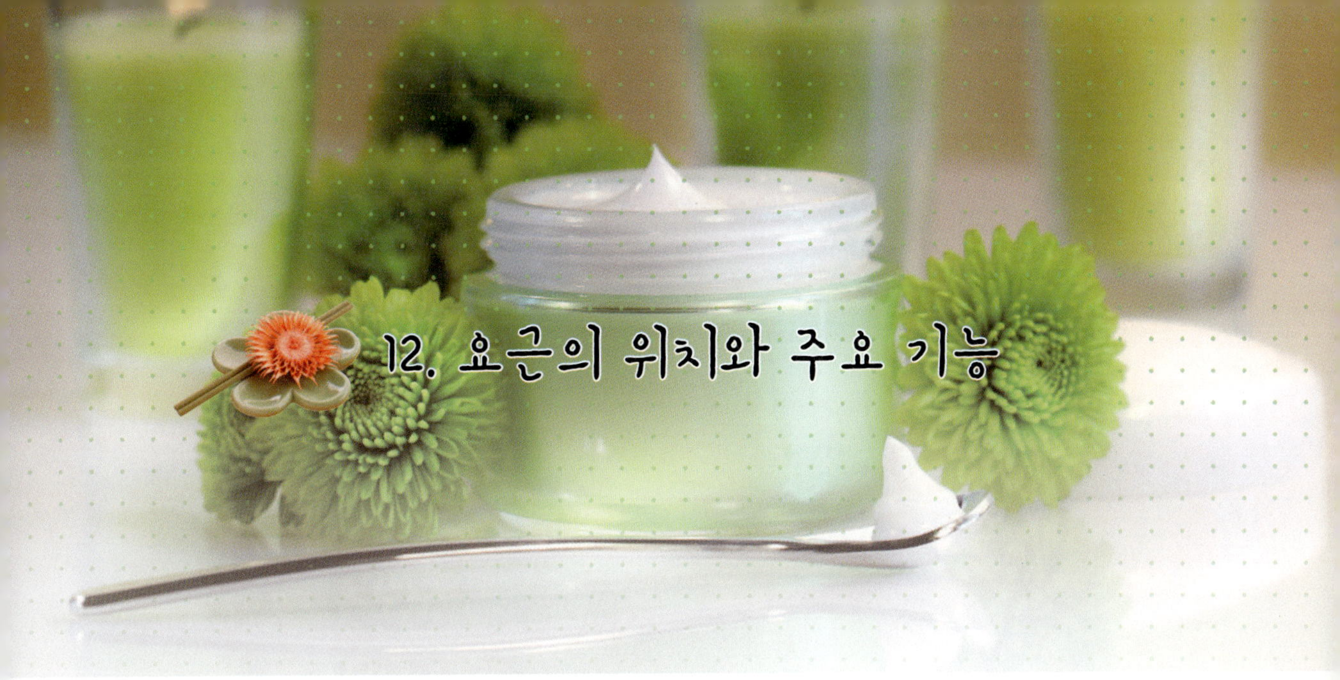

12. 요근의 위치와 주요 기능

1. 인체에서 장요근의 역할은?

줄에 의해 지탱되는 현수교처럼 인체는 비트는 힘이나 장력이 적당히 갖추어져 있을 때 가장 잘 작동된다. 탄력이 너무 느슨하거나 너무 빡빡하면, 그때 인체의 균형이 깨지면서, 구조가 허물어진다. 이렇게 되면 중심이 제자리에서 벗어나게 되고 내분비선이나 장기의 에너지가 상하게 된다.

'매달려 있는 장력'이 균형을 잃으면 등 아래쪽과 다리에 통증이 온다. 즉, 등 아래쪽 문제들의 대부분은 장요근과 좌골신경의 문제들로 인해 생겨난다.

2. 요근의 위치와 주요 기능

1) 요근의 위치

주요근은 12번째 흉추에서 시작해 척추의 다섯 번째 요추에서 골반 부위를 지나 대퇴골(허벅지) 윗부분에 붙어 있다.

골반의 근육

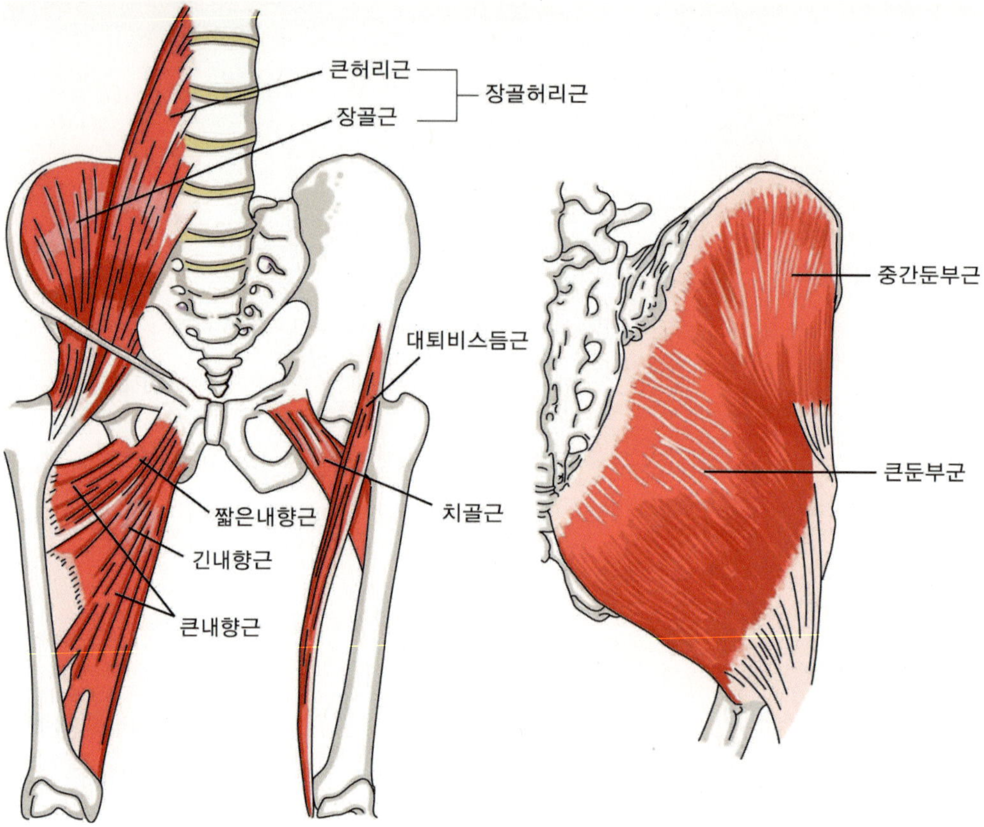

2) 요근의 주요 기능

요근들은 '생명의 온상'이라고 불린다. 양쪽 요근의 장력이 불균형을 이루면 척추가 휘고, 엉덩이의 위치가 이상해지고, 한쪽 다리가 다른쪽 다리보다 짧아지며 좌골 신경통이 생길 수 있다. 또한 요근들을 정상으로 만들면 많은 정서적인 문제들, 특히 우울증을 해결하는 데 도움이 된다.

종류	기시점	부착점	작용	지배신경
대요근	12흉추~ 4요추 몸통	작은 대퇴돌기	대퇴관절 굽힙	대퇴 신경
장골근	장골오목 장골능선	작은 대퇴돌기	대퇴관절 굽힙	대퇴 신경
소요근	12흉추 1요추 몸통	장골 근막	척추 굽힘	허리 신경

요근 : 장골허리근과 좌골신경은 상호영향을 줄수 있기 때문에 별행해서 다룬다. 요근들은 복부 뒤쪽 끝벽의 일부가 되어 복부내의 장기들을 지탱시키는데 도움을 준다. 그것은 또한 허벅지의 굴근(屈筋)을 이룬다. 요근들은 생명의 온상이라고 불린다. 양쪽 요근의 장력이 불균형을 이루면 척추가 휘고 엉덩이의 위치가 이상해지고 다른쪽 다리가 짧아지고 좌골 신경통이 생길 수 있다. 요근들을 정상의 상태로 되돌리면 많은 정서적인 문제들 특히 우울증을 해결하는데 도움이 된다.

3. 요근 마사지

반드시 왼쪽과 오른쪽을 모두 다 시술해야 한다. 왼쪽 요근을 시술하고 있다면 왼쪽 옆구리에서부터 시술해야 한다. 그 반대도 마찬가지이다. 대개 한쪽은 정상이고 다른 한쪽은 수축되고 긴장되어 있다.

쌍으로 이루어져 있는 대부분의 인체 부위와 마찬가지로 이 근육들도 서로 공명하는 관계를 가지고 있다. 건강한 요근부터 먼저 마사지 해야 한다.

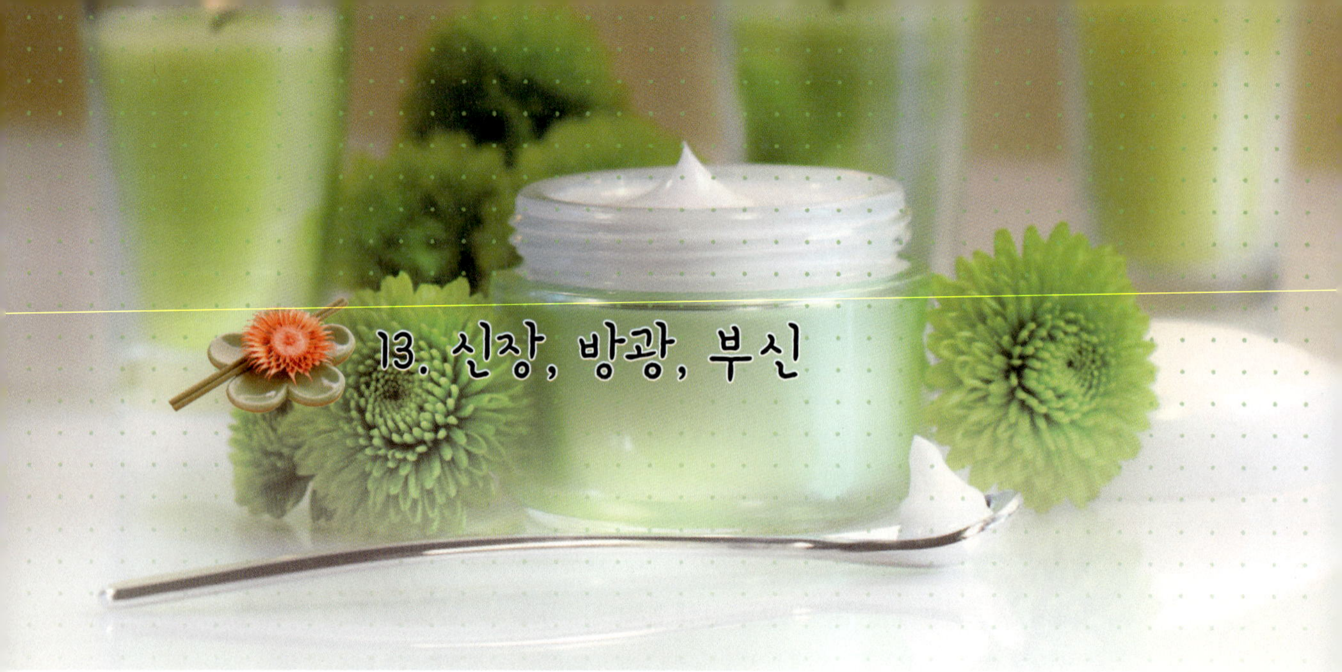

13. 신장, 방광, 부신

1. 신장

1) 신장의 위치

신장의 척수나 뇌처럼 잘 보호되어 있으며, 등 뒤 허리 위쪽에 위치하고 있다. 그것은 소화계가 들어 있는 복막 바깥에 떠 있는데 갈비뼈에 둘러싸여 보호받고 있다. 신장의 크기와 모양은 평균적인 귀의 크기와 모양과 같다. 신장은 심장처럼 고동치고 펌프 운동을 하며 인체에서 가장 깊숙이 위치해 있다. 그래서 신장은 음장기 중에서도 가장 음적인 장기로 여겨진다.

2) 신장의 기능

신장은 인체에서 일어나는 많은 화학 반응의 불필요한 부산물과 과도한 수분을 제거하면서 모든 유동체들을 여과한다. 신장은 하루에 이미 체내에 있는 액체와 우리가 마시는 음료를 모두 포함해서 약 6컵의 액체만을 여과시킬 수 있다. 신장은 인체의 산성의 균형과 혈액의 미네랄 수준을 조절한다. 신장은 혈액을 맑게 한다. 신장 위에 위치한, 위기 시에 즉각적인 반응을 보이는 역할을 하는 호르몬인 아드레날린을 분비하는 부신도 마찬가지로 작용을 한다. 동양의학에서 우리는 신장이 두려움과 부드러움을 조절한다고 말한다. 이것은 또한 이전의 육체화로부터 축적되고 고대로부터 전해 내려오는 정신적인 능력과 업보를 간직한다. 또한 신장은 정력과 수명을 결정하는데 매우 중요한 역할을 한다.

3) 신장의 에너지가 부족시에 나타나는 증상 : 지나친 과로와 성생활, 만성질환

약한 신장 에너지를 가진 사람들의 피부는 자주 갈색이고 탄력이 없다. 이러한 사람들은 특히 힙과 배에 빈약한 혈액순환, 빈뇨, 그리고 요통을 가진다. 신장은 생식기를 지배하고 따라서 호르몬의 균형을 미친다. 신장 에너지가 고갈될 때, 성욕 또한 약해진다. 약한 신장 에너지를 가진 사람들은 숙면을 취하는데 문제가 있다. 신장은 또한 뼈의 건강에도 양향을 미친다. 약한 신장은 골다공증과 골절을 포함하는 골의 질병을 유도하고, 약한 신장 에너지를 가진 사람들은 자주 사고를 당하기 쉽다.

신장은 또한 청력과 관련된 기관을 지배한다. 신장 에너지가 약할 때, 귀의 혈액순환이 약해지고, 높은 주파수에서의 청력 소실, 그리고 때때로 이명이 생길 수 있다.

심리적으로, 약한 신장 에너지를 가진 사람들은 만성적으로 불안하고 두려워한다. 그들은 또한 결단력의 부족으로 고생한다. 그들은 인내와 참을성이 부족하기 때문에 대부분 가족의 문제를 갖고 있다.

증상 : 치아가 약해짐, 탈모, 피부가 거칠고 신경이 예민, 건망증이 심함, 정신이 맑지 못함, 허리가 아프고, 시리고 어지럽고, 코피가 잘나고 밤에 열이 잘 난다. 소화력이 떨어짐, 변비, 소변이 묽고, 누렇고 혈뇨가 보임

4) 신장의 에너지가 과도할 때 나타나는 증상

과도한 신장 에너지를 사진 사람들은 자주 만성적인 갈증과 이명증, 약한청력, 허리와 몸통의 조임, 어두운 색의 소변, 입안의 쓴맛, 약한 호흡 그리고 과로로 이한 만성피로를 경험한다. 그들은 자주 피부에, 특히 눈 밑에 어두운 색의 침착을 보인다.

심리적으로, 이러한 사람들은 일 중독자가 되는 경향을 보인다.

신경질적이고, 과도하게 일하며, 지나치게 완벽주의자이다. 실패에 두려움과 재난이 닥칠 것 같은 느낌으로 불안해 한다.

증상 : 얼굴이 검고, 다뇨, 수족냉증, 혀 굳어짐, 언어장애, 몸 부종, 한밤중에 설사, 하복부가 불룩하고, 무릎이 시리고(바람), 감기가 걸리면 목이 붓고, 이명증, 당뇨 등

♠ 신장의 문제시 사용하는 에센셜 오일

음오일: 네놀리, 제라늄, 진저, 레몬

양오일: 샌달우드, 쥬니퍼, 보이스 디 로즈, 로즈마리

2. 방광

1) 방광의 위치와 기능

방광은 골반강에 위치하고 있는 속이 빈 장기 혹은 피막이다. 방광은 양수장기로 오줌을 받아들여서 내보낸다. 방광 경락은 신체의 거의 모든 기능과 연결되어 있으며 척추 근처를 지나가면서 교감신경계에 영향을 준다. 방광은 신장의 기를 조절한다. 신장과 마찬가지로, 방광과 연관된 감정은 두려움이다. 방광은 호르몬계, 뇌하수체 그리고 자율신경계에 영향을 미친다. 그것은 생식기와 요로 위에 바로 얹혀있다.

(1) 방광의 에너지가 부족시에 나타나는 증상

방광이 약한 사람은 자주 빈뇨, 불완전한 방광의 조절, 그리고 신경의 긴장으로 고통 받는다. 이러한 사람들은 약한 혈액순환, 다리의 조임, 그리고 척추와 엉덩이(이곳이 방광 경락이 달리는 곳이다. 등, 엉덩이, 양쪽 다리와 발을 지나 새끼 발가락에서 끝난다.)를 따라 냉함이 있다. 그들은 생식기에 문제가 있을 수 있다. 방광의 약화는 자주 야간 발한을 유발한다. 약한 방광을 가진 사람들은 대부분 소심하고 신경질적이다. 그들은 많은 두려움을 가지고, 상당히 민감하며, 끊임없이 불평한다. 노란색 오줌, 빈뇨, 소변이 잘 안나오며 몸에 부종, 저혈압 등이다.

(2) 방광의 에너지가 과도할 때 나타나는 증상

과한 방광 에너지를 가진 사람들은 목이 뻣뻣할 수 있다. 이러한 사람들은 자주 억눌린 두려움에 의해 야기된 편두통으로 고생한다. 눈과 머리가 무겁고, 다리 뒤가 조여지며, 빈뇨가 있고, 전립선에 자주 염증이 생긴다. 자율신경계 또한 긴장될 수 있다.

과도한 방광 에너지를 가진 사람들은 사소한 세부 사항을 지나치게 걱정한다. 그들은 신경질적이고 불안정하며 지나치게 예민하다. 신장의 문제를 갖고 있는 사람들처럼 그들 역시 절박한 재난에 대한 두려움으로 고통받는다.

증상 : 줌이 잘 안 나오고 오금이 저리고, 장딴지가 터지는 증세, 소변 시 열이 나고, 통증이 있고, 고름이 나오기도 하고, 혈뇨, 색이 누렇고, 붉고, 혼탁하고, 좌골신경통, 새끼 발가락이 아픔, 아랫배가 단단, 몸살기운, 눈에 핏발, 눈이 껄끄러움, 고혈압

♠ 방광의 문제시 사용하는 에센셜 오일

음오일 : 라벤더, 클레리세이지, 로즈, 일랑일랑

양오일 : 몰약, 사이프레스

3. 부신

부신은 신장의 윗부분에 위치하고 있다. 부신은 신장과 함께 공통 근막층들로 둘러싸여 있지만, 연결 조직에 의해 신장과는 분리되어 있다. 한쪽 부신의 무게는 400g이다. 부신에 문제가 생기면 종종 목이 뻣뻣해질 수 있다. 부신을 시술하고 나면, 목에 있던 문제들이 사라진 것을 경험하는 사람들이 많다.

4. 신장, 부신, 방광 마사지

1) 신장 마사지

① 한쪽 손으로 발목 안쪽 복숭아뼈 옆에 있는 (태계)혈을 다른 손으로는 복부의 신장 반사점을 부드럽게 마사지 한다.

② 발 바닥의 (용천)혈도 자극한다.

③ 피술자는 시술자의 손을 통해 숨을 들이 쉬고 내쉰다.

들이쉴 때 : "부드러움과 신뢰성" 그리고 "검푸른" 색의 빛을 느낀다.

내쉴 때 : (후---) 소리와 함께 공포심과 불안감 등을 내보낸다.

④ 오른쪽 신장 : 피시술자가 등을 대고 누운 다음 오른쪽 골반 부위를 들어 오른쪽 엉덩이가 위로 올라오게 하고 오른쪽 무릎을 가슴 쪽으로 당기게 한다. 방석을 무릎 사이에 받쳐주어 편안하게 그 자세를 유지시킨 다음 시술자는 등 뒤에서 신장부위를 눌러보면서 찾은 다음 부드러운 동작으로 마사지 한다.

⑤ 손가락으로 나선형 마사지를 할 때 피시술자는 숨을 내쉴 때 신장의 소리(후---)를 낸다. 한쪽 신장에 평균 1~2분씩 최대한 5분이 넘지 않게 시술한다.

⑥ 마사지를 끝낼때는 피시술자는 자신의 氣와 에너지로 시술자의 손가락을 밀어낸다.

⑦ 마사지를 끝낸 후 시술자는 따뜻한 기운을 두 손 사이로 신장에 불어 넣는다.

2) 부신장 마사지

① 피시술자를 옆으로 눕게 하고 등 뒤로 간다.

대개 흉추 11번 지점에 있는 부신 위에 한손 엄지손가락을 대고 그 위에 다른쪽 엄지 손가락을 포개고 나머지 손가락들은 쭉펴서 갈비뼈 위에 둔다.

② 갈비뼈 위로 뻗은 손가락으로 갈비뼈를 꼭 잡고 등쪽의 부신을 펌프질 한다.

포갠 엄지손가락으로 부신을 눌러서 통증이 감소하거나 사라질 때까지 하는데 보통 20~25회 정도하면 된다.

③ 마사지를 끝낼 때 아래쪽의 엄지는 계속 부신위에 두고 위에 포갰던 엄지는 탁한 부신 에너지가 몸에서 빠져 나갈 수 있도록 아래쪽의 결장쪽으로 쓸어준다. 20~30회 정도 실시한다.

3) 방광 마사지

① 방광 마사지하기 전에 먼저 소변을 본다.

② 손가락으로 (혹은 양 엄지손가락으로) 방광 부위 전체를 통증이나 정체가 사라지는 느낌이 들 때까지 작은원을 그리며 마사지한다.

참고 : 장기 마사지시에는 이상장기의 음.양 구분을 정확히 하여 필요한 에센셜 오일을 4종 정도를 선택하여 브랜딩하여 포인트 한후에 부드럽게 명상의 상태에서 마사지를 하는 것이 매우 효과적이다. 고객에게 직접 치유에 소리와 간단한 장기관리법을 가르쳐주어 빠른 효과를 얻을 수 있도록 관리 하기를 바랍니다.

5. 요실금 관리와 마사지(축 쳐진 방광 올리기 테크닉)

여성들은 출산과 더불어 나이가 들어감에 따라서 장기들의 처짐으로 인해 방광이 눌려서 요실금이 생길 수 있는 빈도가 높아진다.

① 고객의 머리맡에 앉아 무릎을 구부리며 양다리를 들어 올리도록 한다. 이때 발바닥은 바닥에 닿게 한다.

② 셋을 셀 때 고객이 다리를 내리도록 한다. 몇 차례 이를 실시하여 다리가 재빨리 떨어져 완전히 이완되게 해야한다. 다리를 출발 위치로 되돌리게 한다.

③ 관리사는 손을 뻗어 두 손의 여덟 손가락으로 퍼내는 동작을 취하며, 고객의 방광을 잡는다. 셋을 셀 때, 관리사는 방광을 위로 잡아당기면서 동시에 고객은 다리를 떨어뜨리도록 한다. 반드시 방광 아래와 치골 위에서부터 깊숙이 퍼올리도록 한다.(한번에 2~3회 정도만 해야 한다. 몇 주에 한번씩만 한다.)

※ 이 테크닉은 방광 감염이 있는 사람에게는 적합하지 않다. 감염이 없어진 후 이 동작을 행하면 방광이 제 위치를 찾는 데 도움이 될 것이다.

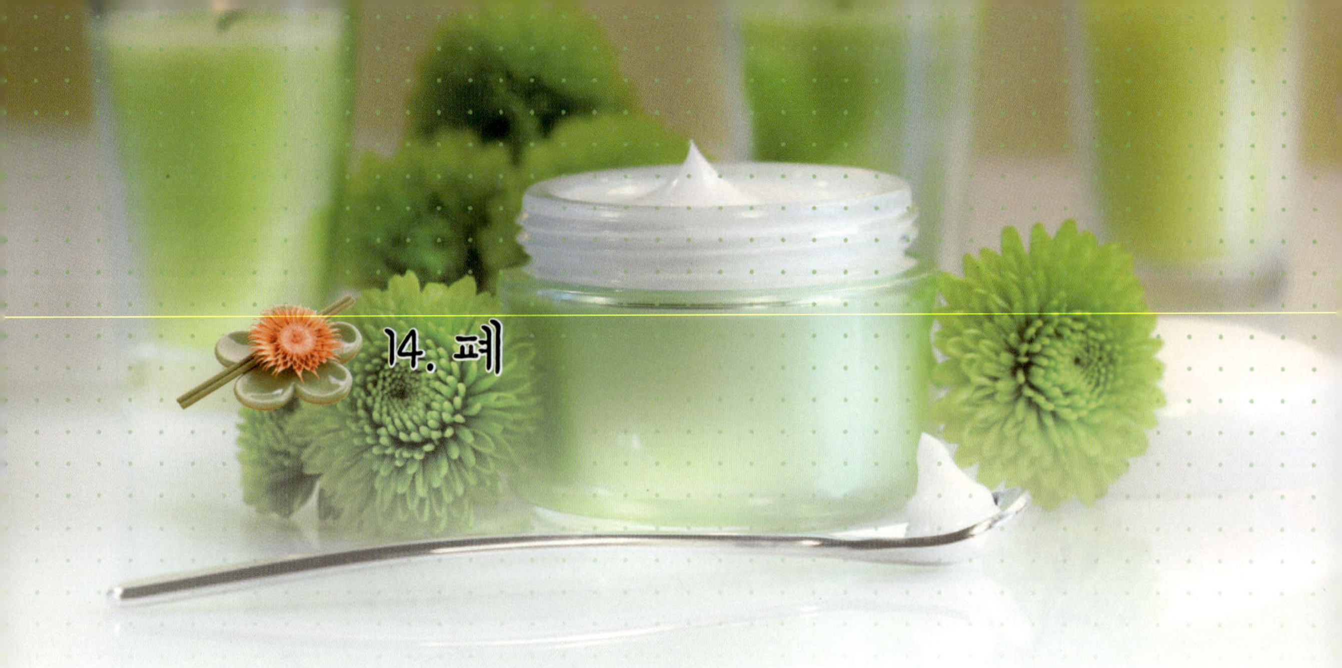

14. 폐

1. 폐의 위치

폐는 원추형 모양의 장기로 두 개가 있으며 흉곽 안에 들어 있다. 두 개의 폐는 각각의 폐를 둘러싸는 두 개의 피막과 심장에 의해 분리되어 있으며, 또한 횡격막에 의해 복강과도 분리되어 있다.

폐는 허파꽈리(폐포)가 오디처럼 다닥다닥 붙어 있는데, 폐포 하나의 직경이 0.01mm로 둘레에는 눈에 보이지 않는 실핏줄이 거미줄처럼 얽혀 있어 폐포와 실핏줄 사이에서 가스교환이 일어난다. 한 사람이 가지고 있는 폐포는 약 7억 5천 만개로 전부 펼쳐 보면 $70m^2$ (약 21평)이고 몸 표면의 약 40배나 된다.

허파는 오른쪽이 3엽, 왼쪽이 2엽이며 스스로 움직이는 근육이 없는 것은 물론이고 통증을 느끼는 지각신경도 없다. 그러나 1분에 17~18번 수축과 이완이 일어나는데 그것은 수동적인 운동으로 흉강과 복강을 가로지르는 막인 횡격막과 갈비뼈근육의 신축에 따라 가슴뼈가 올라가고 횡격막이 내려가면 흉강의 기압이 낮아져서 기압이 높은 바깥 공기가 허파로 저절로 들어오고(흡기), 반대의 경우 기압이 높아져 공기가 밀려나가는 것으로(호기) 풀무의 원리와 그 기전(mechanism)이 같다.

2. 폐의 기능

폐는 혈액을 산소와 혼합하고, 사용한 공기, 이산화탄소, 기타 다른 독소들을 배출한다. 횡격막과 늑간 근육이 폐의 움직임을 조절한다.

오행에서 보면 폐는 음장기로서 금의 기운을 띠고 있다. 폐의 첫 번째 기능은 금기를 생산하는 것이다. 폐는 이 금기와 호흡을 다스리고 지배한다. 인체의 기와 공기의 기가 뒤섞이는 곳이 바로 폐세포이다. 폐는 또한 피부와 땀을 조절하는 등 여러 가지 다양한 기능을 가지고 있다.

3. 폐의 에너지가 부족시에 나타나는 증상

숨결이 약하고, 맥이 없고, 식은 땀이 잘 나고, 얼굴이 창백, 피부 거칠고, 말소리가 가늘고, 말하기 싫고, 찬 것이 싫고, 손발바닥이 후끈, 입과 목안이 마르고, 양볼이 달아오른다. (도한증)

4. 폐의 에너지가 과도할 때 나타나는 증상

숨결이 거칠고, 목이 잘 쉬고, 목구멍이 붓고, 겨드랑이 가슴이 뻐근하고 통증을 느낌, 코피가 잘 남, 어깨가 몹시 아픔, 심하면 부어오름, 가벼운 일로도 숨이 차는 증세 느낀다.

♠ 폐의 문제시 사용하는 에센셜 오일

음 오일 : 쟈스민, 라벤다, 진저, 일랑일랑, 페티 그레인, 레몬

양 오일 : 티트리, 로즈마리, 카제픗, 타임, 마죠람, 히솝, 유칼립투스

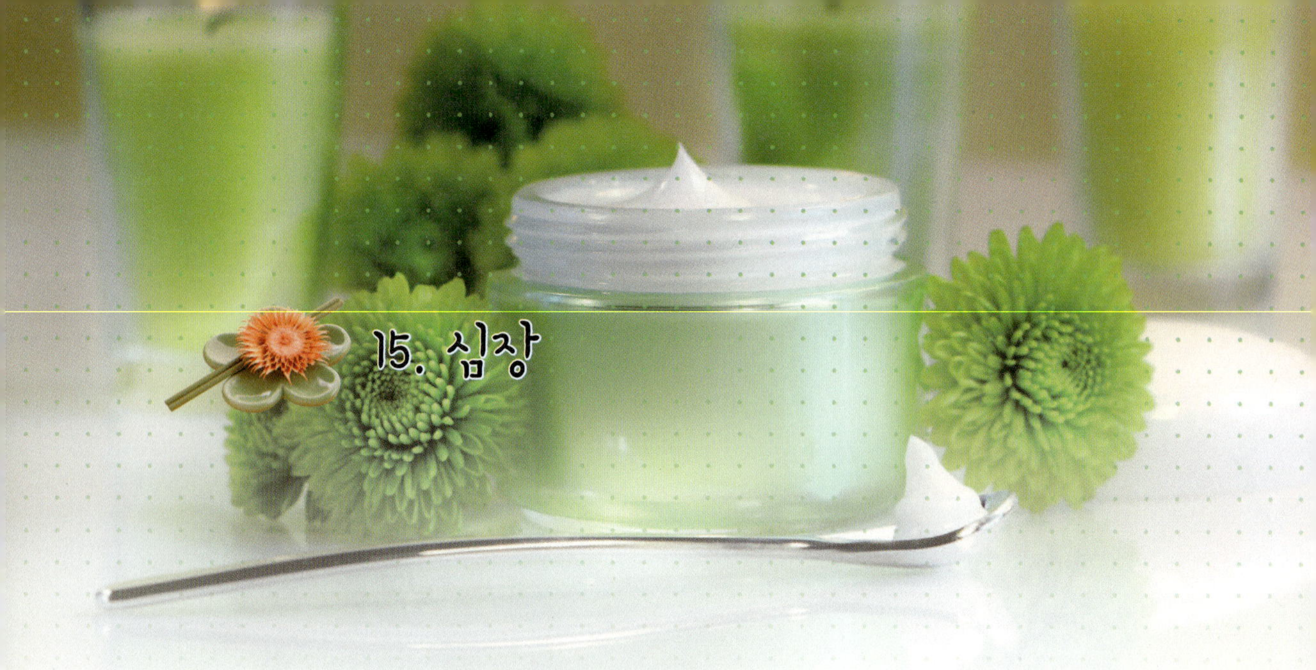

15. 심장

1. 심장

심장은 염통(Heart)이라고도 하며 사랑의 심볼이 곧 염통의 모양을 딴 하트다. 보통 그 사람의 주먹만한 크기로 약 350g(큰 달걀 하나가 60g)이고, 일반적으로 체중에 그 크기가 비례한다. 자기가 입고 있는 와이셔츠의 위에서 세 번째 단추의(가슴 정중선의) 약간 왼쪽이 중심이 되고, 왼쪽 젖꼭지 아래에서 박동을 손으로 느낄 수 있다. 폐와 마찬가지로 흉골, 늑골로 둘러싸여 있고 아래는 횡격막이 걸쳐 있어 복강과 경계를 지우고 있다. 심장에는 아픔을 느끼는 통각신경이 없다.

※ 4개의 방으로 구성된 근육주머니로서 불수의근이다.

좌심방, 좌심실, 우심방, 우심실

방 : 혈액이 들어오는 곳

실 : 혈액이 나가는 곳

※ 심장 → 대동맥 → 소동맥 → 모세혈관 → 소정맥 → 대정맥 → 심장

우심방에 상대정맥과 하대정맥이 연결되어서 온몸을 돌고 온 혈액(+노폐물, 이산화탄소)이

들어와 우심실로 내려가서 좌.우 폐동맥을 통해서 폐로 들어가서 산소와 이산화탄소의 가스 교환을 통해서 깨끗해진 혈액을 좌.우 폐에 2개씩 연결된 폐정맥(4개)를 통해서 좌심방으로 들어간 후 좌심실로 내려가서 대동맥을 통해서 온 몸에 깨끗한 피를 보내준다.

1) 심장의 에너지가 부족시에 나타나는 증상

가슴이 두근두근, 불안하고 초조함, 놀램, 꿈을 많이 꿈, 야뇨, 유정, 손발이 차고, 동상이 잘 걸리고, 멍이 잘듬, 건방증이 심해지고, 속이 답답해지고, 즐겁지 않고, 혈압은 저혈압, 식은 땀, 수전증, 혈색이 없고, 입술이 창백함, 시청장애, 언어장애, 졸도

2) 심장의 에너지가 과도할 때 나타나는 증상

마음이 답답하고 울화가 치밀고, 다열다동, 불면증, 공상, 망상, 말이 많아지고, 호흡이 곤란, 얼굴이 붉고, 갈증을 느낌, 소변색이 적황색, 혈뇨, 고혈압, 지나치게 웃는다.

♠ 심장의 문제시 사용하는 에센셜 오일

음 오일 : 로즈, 팔마로사, 쟈스민, 레몬, 버가못, 클라리 세이지

양 오일 : 사이프러스, 카다몬, 샌달우드, 시다우드, 프랑킨센스, 블랙 페퍼

2. 폐, 심장 마사지

1) 폐 마사지

(1) 5자 그리기 (비장 만곡부 풀어주는 마사지)

(2) 횡격막 풀어주는 마사지

(3) 폐의 제독

① 한손으로 중부혈(or 운문)을 누르고 다른 한손으로는 복부의 폐의 반응점을마사지 한다.

② 한손으로 중부혈(or 운문)를 누루고 다른 손으로는 어제를 누른채로 내쉬고 들이쉬게 한다. 시술자의 누른손(중부)통하여 숨을 내쉴 때 치유소리(스---)를 고객과 함께 부드러운 소리로 내준다.

③ 손바닥으로 등쪽으로 받쳐서 흔들어 주고 반대편의 흉곽을 당기며 흔들어 준다. 단, 여성의 경우는 팔을 구부려 가슴에 얹게 하고 그 팔을 흔들어 준다.

④ 들숨 정지하고 (상하로), 날숨(좌우로) 정지(누르고 있는다.)

- 들숨(누른채로 들이쉰다) 정지(상하로) 날숨

⑤ 베이킹 (한손은 폐, 다른 한손은 등에 놓는다.)

2) 심장 마사지

① 횡격막을 마사지 한다.

② 심장 수축근(심포) 마사지 : 한 손으로 손목 안쪽의"내관" 혈을 누르고 다른 손으로 복부의 심장 수축근의 반사점을 마사지 한다.

③ 한 손으로 "신문" 혈을 누르고 다른 손으로 흉골을 위에서 아래까지 작은 나선형을 그리며 마사지 한다. 만약 아픈 표정이 보이면 흉골 끝지점과 "신문"혈을 한참 동안 누르고 있는다.

④ 갈비뼈와 흉골이 만나는 부위를 마사지한다.(특히, 쇄골 아랫부분)

⑤ 마사지할 때 심장의 소리(하---)를 내게 하고, 붉은(선홍색)색을 떠올리게 한다.

⑥ 심장 펌핑 : 한 손을 배꼽위의 대동맥위에 얹어서 맥박을 느끼고 다른 손은 심장에 얹어서 맥박이 뛸 때 대동맥 위의 손을 살짝 들면서 심장 위의 손을 가볍게 눌러준다.

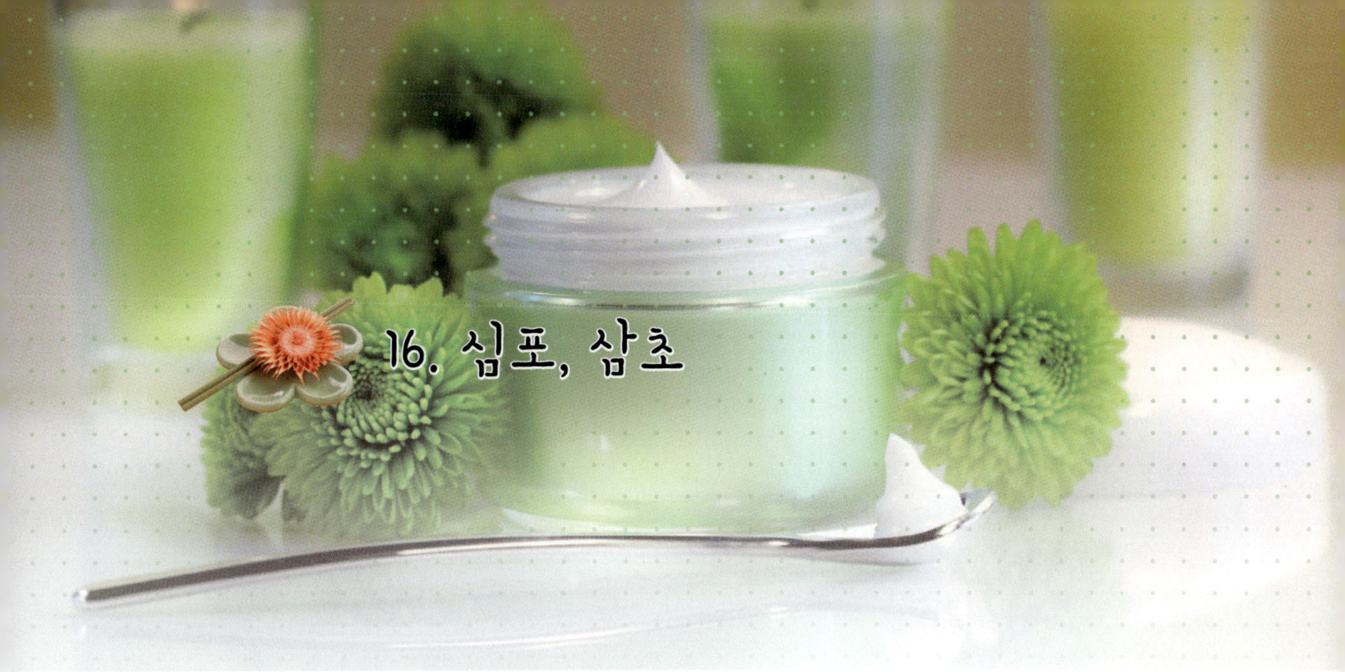

16. 심포, 삼초

1. 심포, 삼초

1) 심포

(1) 심포의 위치 및 기능

심장을 보좌하는 순환계의 기능작용을 가지고 있다. 심장, 심낭, 관상동맥을 중심으로 하는 맥관계를 말하며 전신의 영양을 맡아본다. 심리적인 면에 관련한다.

심장을 둘러싸고 심장을 보좌하며 해부학상으로는 존재하지 않는 장기이다.

(2) 심포의 에너지가 부족시에 나타나는 증상

맥이 느리고, 체온이 낮아서 추위에 약하고 더위를 잘 못 견딤, 저혈압

(3) 심포의 에너지가 과도할 때 나타나는 증상

가슴이 답답, 얼굴이 상기되고, 손바닥에 혈이 많아 후끈, 고혈압

2) 삼초

(1) 삼초의 위치 및 기능

삼초는 몸의 세 에너지 중심을 가리킨다. 몸의 상부(뇌, 심장, 폐)는 뜨겁다. 중부(간, 신장, 위, 췌장, 비장)는 따뜻하다. 하부(대장, 소장, 방광, 성기관)는 서늘하다. 일종의 자동 온도조절 시스템이라고 할 수 있다.

(2) 삼초의 에너지가 부족시에 나타나는 증상

피부가 가렵고, 소화불량, 설사, 가슴이 답답, 불안, 몸이 차고 배가 붕붕하다.

(3) 삼초의 에너지가 과도할 때 나타나는 증상

심장과 소장 그리고 신장의 실증과 비슷한 증상, 소대변이 불편, 이마에 땀이 나고 혀가 마르고, 목구멍이 붓고, 가슴이 답답하다.

3) 심포, 삼초 마사지

(1) 심포 마사지 – 복부의 경혈점인 중완자리 주변을 마사지 한다.

(2) 삼초 마사지

① 한 손으로 "외관"혈을 다른 손으로 복부의 삼초의 반사점을 마사지 한다.

② 삼초의 소리(히---)를 내게 한다.

2. 임맥 타동 마사지

에센셜 오일들을 이용하여 가슴이 답답한 사람들을 위하여 마사지하는 테크닉 실기.

3. 오픈마인드 시켜주기

임맥선의 잔중부위를 에센셜 오일들을 사용하여 내부로 닫혀있는 부정적인 마음을 열어주는 테크닉이다.

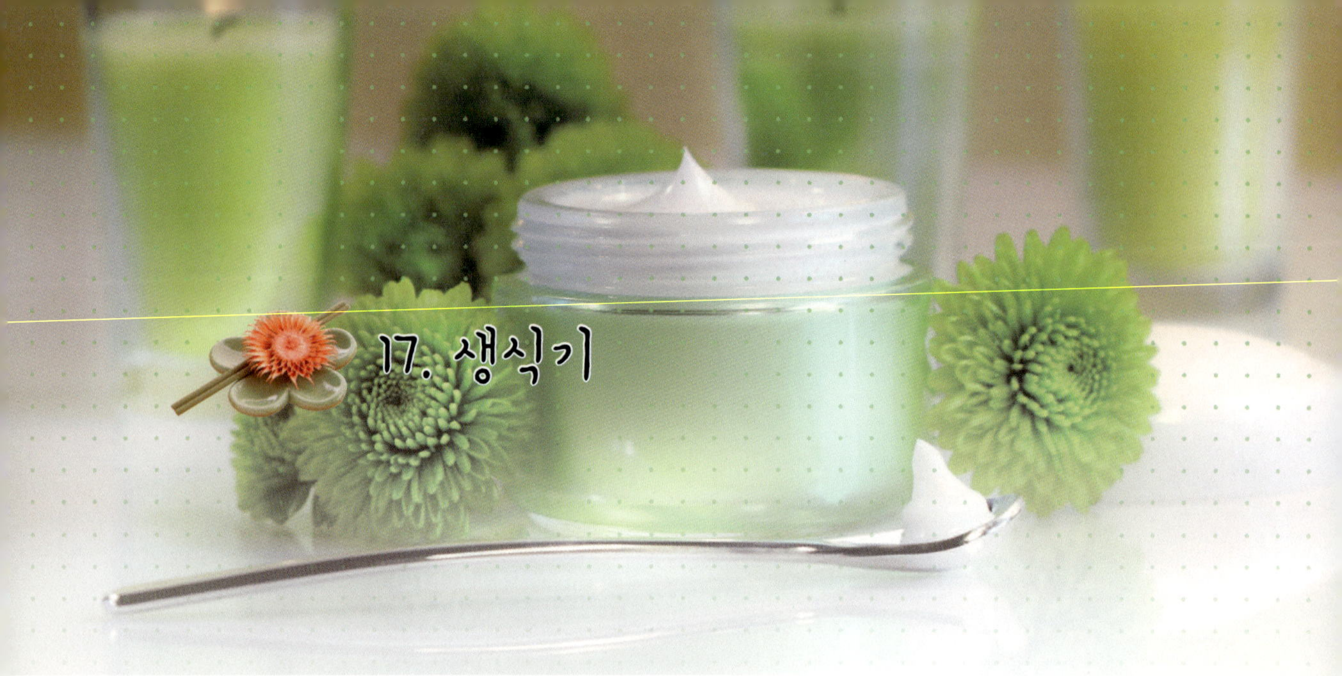

17. 생식기

1. 생식기 관리

1) 전립선 마사지

전립선 주변이 막혀 있으면 발기부전이 유발될 수 있다. 이런 막힘이 제거되면 발기부전은 저절로 해소된다. 전립선 내의 독소는 흔히 전립선 문제의 또 다른 원인이 되고 있다.

전립선은 항문과 고환 사이의 회음 바로 위에 존재한다. 그러므로 고환뿐만 아니라 회음부도 마사지해 준다.

2) 자궁 마사지 관리

자궁은 힘줄들에 의해 체내에 연결되어 있다. 대장과 소장, 방광, 신장의 이상은 자궁의 이상이라고 볼 수 있는데, 그 힘줄들은 자주 내부의 울혈로 인해 단단해져서 조절을 필요로 한다. 기혈 순환이 잘 이루어지지 않으면 자궁이 차가워져 낭종이 더 잘 생길 수 있다.

방광과 직장 사이에 위치한 자궁은 거꾸로 된 서양배처럼 생겼다. 자궁은 돔 같이 생긴

기저부, 중간 부위인 몸체, 질로 향하는 좁은 통로인 경우, 세 부분으로 나누어 지며, 난소와 연결되는 두 개의 나팔관을 가지고 있다. 나팔관을 통해 난자나 수정란이 자궁으로 이동하게 된다. 그런데 이 관들이 서로 함께 꼬이거나 묶이는 이상이 생길 수 있다.

여성은 엄지와 집게 손가락을 V자 모양(역삼각형)으로 복부에 위치시킴으로써 자궁을 쉽게 찾을 수 있다. 양엄지손가락을 배꼽에 위치시키고 역삼각형이 되도록 집게손가락을 아래로 쭉 뻗는다. 그러면 집게손가락이 바로 자궁의 위치에 놓이게 된다.

3) 난소 마사지 관리

난소는 크기와 모양이 껍질 깐 아몬드를 닮은 한 쌍의 내분비선이다. 난소는 자궁 양쪽에 위치하고 있다. 배란이 되면 난소는 부풀어 오르거나 흉터 같은 자국이나 주름이 생긴다. 폐경 후에 난소는 위축된다.

자궁의 위치를 찾는 방법과 마찬가지로 엄지를 배꼽에 대고 집게손가락을 자연스럽게 아래로 뻗어 역삼각형을 만든다. 이제 새끼손가락을 뻗는다. 바로 새끼손가락이 떨어지는 부위가 난소의 위치이다. 건강한 난소는 젤리처럼 부드럽고 탱탱하다.

4) 좌골신경통 마사지 관리

좌골 신경이란? 척추의 요추 신경총이나 척추 하부로부터 많은 신경들이 뻗어나가고 있는데 이것들은 엉덩이, 회음, 다리로 정보를 전달한다. 이 신경들 중의 하나가 다리와 발의 근육으로 공급되는 좌골신경이다. 이곳에 비만으로 인한 척추의 변형에 따라 통증이 유발될 수 있다.

2) 좌골신경통 마사지 실기

비만으로 인하여 척추의 트러짐이 요추에게 영향을 주며, 골반 또한 발란스가 깨질 수 있다.

하체 운동 및 메뉴얼 테크닉을 강화하여 골반의 트러짐을 바로 잡는다.

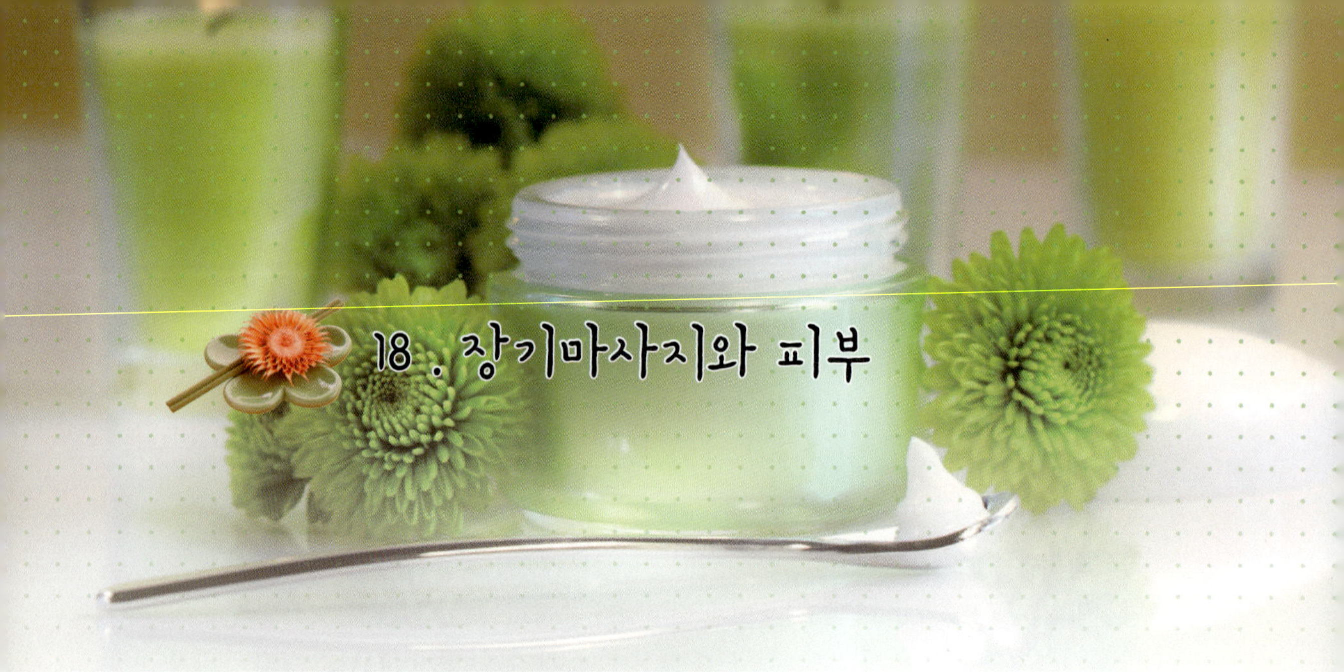

18. 장기마사지와 피부

1. 장기마사지와 피부와의 관계

일반적으로 스트레스가 고조되면 교감신경이 긴장하게 되어 장기의 활동을 억제하고 기능을 저하시키게 되는데 내장-체표 반사이론에 따르면 내장 장애가 일어나면 언제나 일정한 후근신경세포에 이상흥분을 일으키므로 척추 분지에서 체표에 이르는 신경에 흥분이 전달되어 그 신경이 분포하는 일정범위의 체표에 지각과민, 압통, 근육경결, 혈관수축에 의한 냉감, 발한, 피부의 부조화를 낳게 한다.

내부 장기들은 그 흐름이 막히면 해로운 에너지가 고여서 다른 신체기관으로 넘쳐 흐르게 되고 그것은 부정적인 감정과 질병으로 나타날 수 있다. 이런 부정적인 감정과 독소 에너지는 항상 뿜어져 나올 구실을 찾게 되므로 질병과 스트레스의 기, 즉 생명 에너지는 육체의 내부 경락, 신경, 혈관 그리고 림프선을 통해 흐른다. 이 체계는 그 조절 센터인 복부를 가로질러 있고 복부로 집중되어 있다. 긴장과 걱정, 그리고 그날 혹은 일년 내내 쌓인 스트레스가 복부에 축적되어 좀처럼 해소되지 않는다. 이러한 장애들로 인해 육체적인 엉킴과 신경, 혈관, 림프절의 결절이 생기고 그 결과 에너지의 순환 장애가 일어난다.

장기 마사지는 내부장기를 막고 있고 복부의 정체를 야기하는 부정적 에너지를 다시 순환시키고 전환시킴으로써 장기의 기능을 방해하는 독소와 부정적 감정, 과도한 열, 혹은 열의 부족을 해소해준다. 이렇게 해서 생명에너지가 몸 전체를 순환하고 생명 에너지가 체내에서 활성화되면 혈액이 몸 구석구석까지 흘러 호르몬 분비도 활발해지고 임파액의 순환을 촉진시켜 고운 살결을 T임파구의 형성을 촉진하여 면역성이 높아질 뿐만 아니라 건강이 증진되어 장수하게 된다.

또한 인체 장기의 보호층을 이루는 조직인 근막이라는 것이 있는데 근막은 촉촉하여 에너지의 자유로운 흐름을 가능케 해주는 기의 도관으로서 에너지 통로들은 근막을 통해 지나간다. 근막이 건조하면 기가 잘 흐르지 못하고 몸이 경직되기 쉽고 움직임 또한 고통스럽다.

양질의 기가 근막을 통해 흐르면 신체 어디서나 흐름이 양호해지고 근막이 건강하면 양질의 에너지가 풍부해지고 조직이 유연해지며, 구조적으로 완전히 통합된 신체를 갖게 된다. 건강한 근막은 얇으면서 강하고 팽행하여 유연한 방패막 역할을 수행한다. 장기 마사지 특히 피부제독을 행하므로써 근막과 장기 및 각 기관을 건강하게 한다. 사실, 복부에는 인체의 근막이 가장 많이 분포되어 있다.

2. 얼굴에 나타난 증상으로 장기 이상 판독에 대한 이해

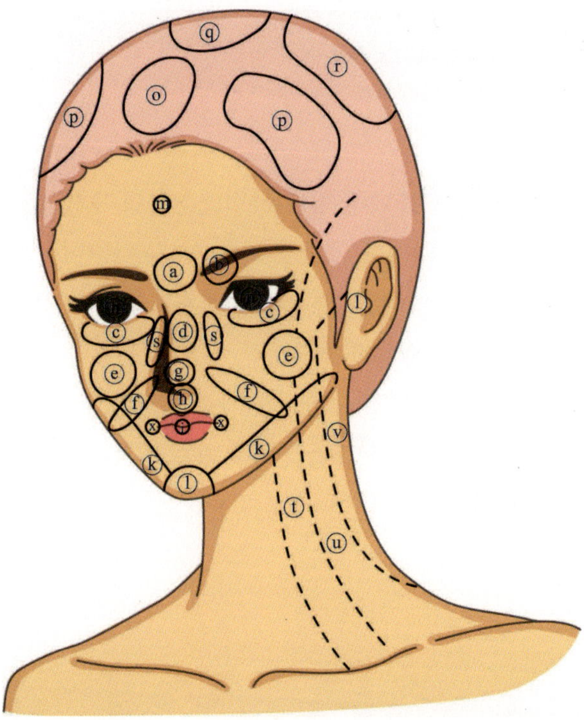

3. 림프계 제독하기

1) 림프계통

(1) 림프란?

림프계는 조직액을 혈액순환으로 운반하는 보조계통으로써 순환계의 일부이다. 림프계통은 조직계는 조직공간에서 조직액이 이동할 수 있는 통로를 제공하며 림프구의 활동을 도와 감염으로부터 조직을 보호해준다.

림프계는 모세림프관, 림프관, 림프관줄기, 림프절로 구성된다.

림프순환도 순환계의 일부로써 림프가 전신의 모세혈관에서 압력의 차이에 의하여 모세혈관벽을 통하여 조직간극 또는 세포간극으로 들어가서 조직액의 기초가 된다. 조직액 중 일부는 다시 모세혈관으로 되돌아 오지만 나머지 일부가 모세림프관으로 들어가는데 이 액체를 Lymph라고 한다.

(2) 림프구의 생성유래

림프구는 그 생성유래에 따라 2종으로 구분된다.

① 골수 : Bone marrow - derived lymphocytes ⇒ B 임파구

② 흉선 : Thymus - derived lymphocytes ⇒ T 임파구

(3) 림프관

모세 림프관은 세포간격에서 시작되며 형태는 혈액순환의 모세혈관과 같으나 다만 한쪽 끝, 즉 소동맥과 연결되는 부위가 맹관으로 되어 있다는 것만이 차이가 있을 뿐이다. 이러한 모세 림프관이 나무처럼 모이고 또 모여서 림프관이 되는데 정중선을 경계로 오른쪽 머리, 목, 가슴부와 오른쪽 상지에 분포하는 림프관을 오른 림프관 그리고 나머지 왼쪽 주위와 하반신에 분포하는 림프관을 합쳐서 가슴 림프관 혹은 왼 림프관이라 한다.

림프관은 체내 구석구석 세포사이에 광범위하게 퍼져 있으며 벽은 모세혈관처럼 얇으며 정맥과 유사하며 판막이 정맥보다 더 많이 존재한다.

(4) 림프의 기능

① 체세포와 조직으로부터 과다한 액체를 거른다.

② 면역방어 작용을 돕는다.

③ 지용성 영양소를 흡수하고 분배한다.

(5) 림프의 순환(흐름)

혈액내의 물, 기타 물질들은 모세혈관에서 세포간질로 계속 여과되어 나갔다가 그 중 40% 정도는 모세혈관으로 재유입된다. 나머지 60%는 림프계의 순환에 의하여 쇄골 밑 정맥으로 유입된다.

림프액은 천천히 그리고 지속적으로 림프관을 따라 흘러서 정맥으로 이동하는데 이림프액 흐름의 원동력은 호흡운동과 골격근의 수축에 의한 압력차에서 기인한다.

*** 심장 → 대동맥 → 소동맥 → 모세혈관 → 소정맥·대정맥 → 심장**

↓ ↑

모세림프관 →림프관 →림프절

*** 림프절**(심장) → **림프관**(혈관) → **림프**(혈액) → **림프구**(백혈구와 같은 작용, 식균작용)

(6) 림프절

림프절은 타원형의 작은 강남콩 모양으로 20~30mm 정도의 크기이다. 림프절은 온 몸에 퍼져 있으나 특히 서혜부, 겨드랑이, 목, 복부, 머리에 많이 모여 있다.

(7) 림프절의 기능

① 방어기능

여과 및 식작용을 하는데 질병, 손상, 흡입, 음식물 섭취 등에 의해서 체내에 들어온 미생물이나 이물질, 손상된 세포, 세포부스러기 등이 림프절의 도관벽을 이루고 있는 많은 세망내피세포나 식균세포들에 의해 살균 또는 포식된다. 따라서 림프계를 신체의 방어기전이라고 한다.

② **조혈기능**

림프절은 많은 양의 림프구를 생산하고 있다. 림프구는 림프관에 의해 림프절로 운반되어 온 세균이나 바이러스에 대하여 제거작용을 하며 림프 조직 안에 있는 큰 세포가 항체를 생산하거나 형질세포로 변형하여 순환항체를 만들어 유출한다.

2) 림프 문제를 돕는 에센셜 오일들

① 이뇨작용 : 휀넬, 그레이프푸르트, 사이프러스, 레몬, 쥬니퍼, 오렌지
② 순환촉진 : 블렉페퍼, 진저, 로즈마리
③ 백혈구 증가 : 라벤더, 버가못, 레몬, 로즈마리, 티트리, 타임
④ 해독(혈액정화) : 카모마일, 휀넬, 쥬니퍼, 제라늄, 라벤더, 레몬, 로즈마리
⑤ 항바이러스(항균작용) : 유칼립튜스, 클러브, 타임, 샌달우드, 레몬, 라벤더, 카모마일, 민트
⑥ 림프와 조직액의 순환촉진 : 쥬니퍼, 오렌지, 그레이프프루트, 민트, 로즈마리
⑦ 림프 부종 : 사이프레스, 휀넬, 쥬니퍼

3) 림프계 제독하기

복부를 마사지하면, 조직에 가해지는 운동에 의해 저절로 림프선들이 자극된다. 림프절들을 부드럽게 직접 마사지하면 이러한 자극이 더욱 증가된다. 정체를 해소하는데 도움이 될 것이다. 복부의 림프절과 림프 기관은 장과 소화계, 그리고 간의 제독 기관과 밀접하게 연결되어 있기 때문에 중요하다.

〈12경락과 임맥독맥〉

수태음폐경

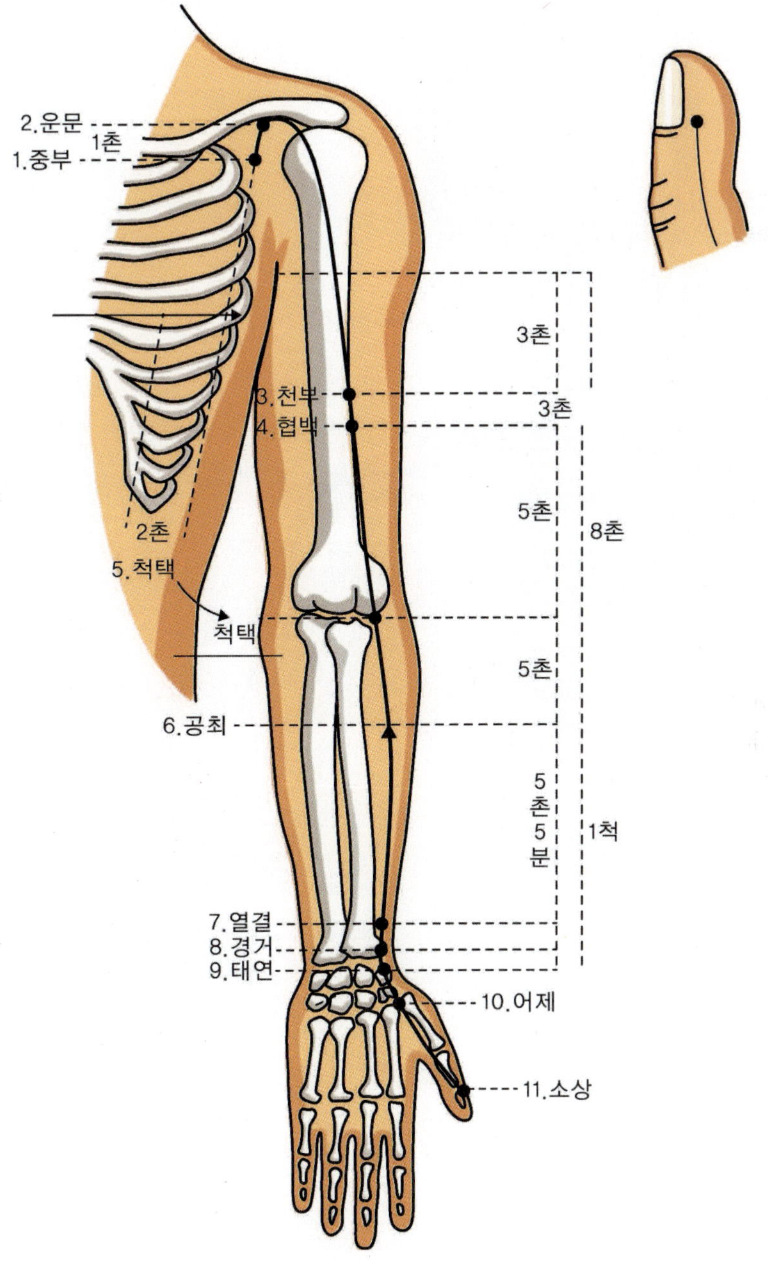

수양명대장경

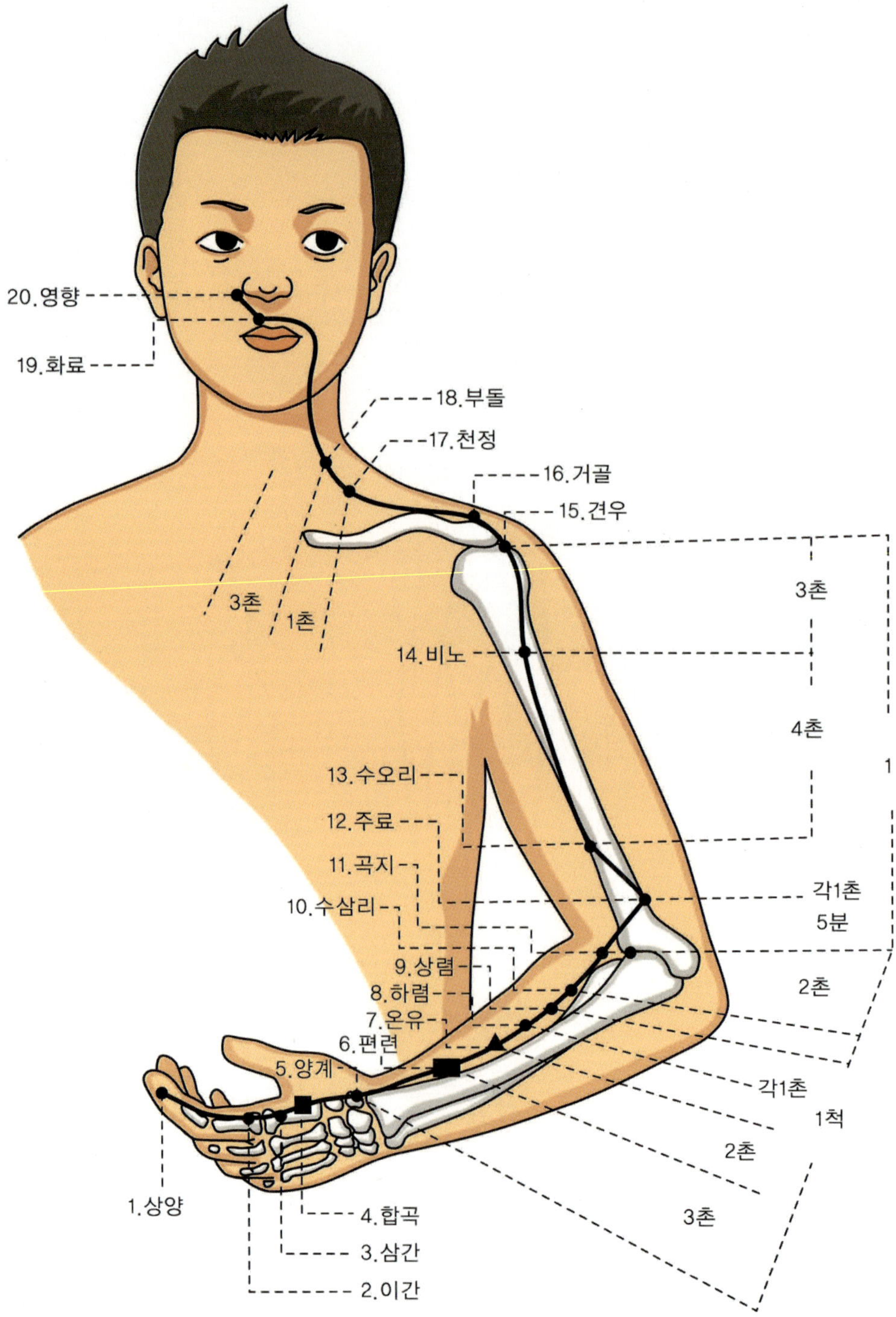
20.영향
19.화료
18.부돌
17.천정
16.거골
15.견우
3촌
1촌
14.비노
4촌
1
13.수오리
12.주료
11.곡지
10.수삼리
각1촌
5분
9.상렴
8.하렴
7.온유
6.편력
5.양계
2촌
각1촌
1척
2촌
3촌
1.상양
4.합곡
3.삼간
2.이간

족양명위경

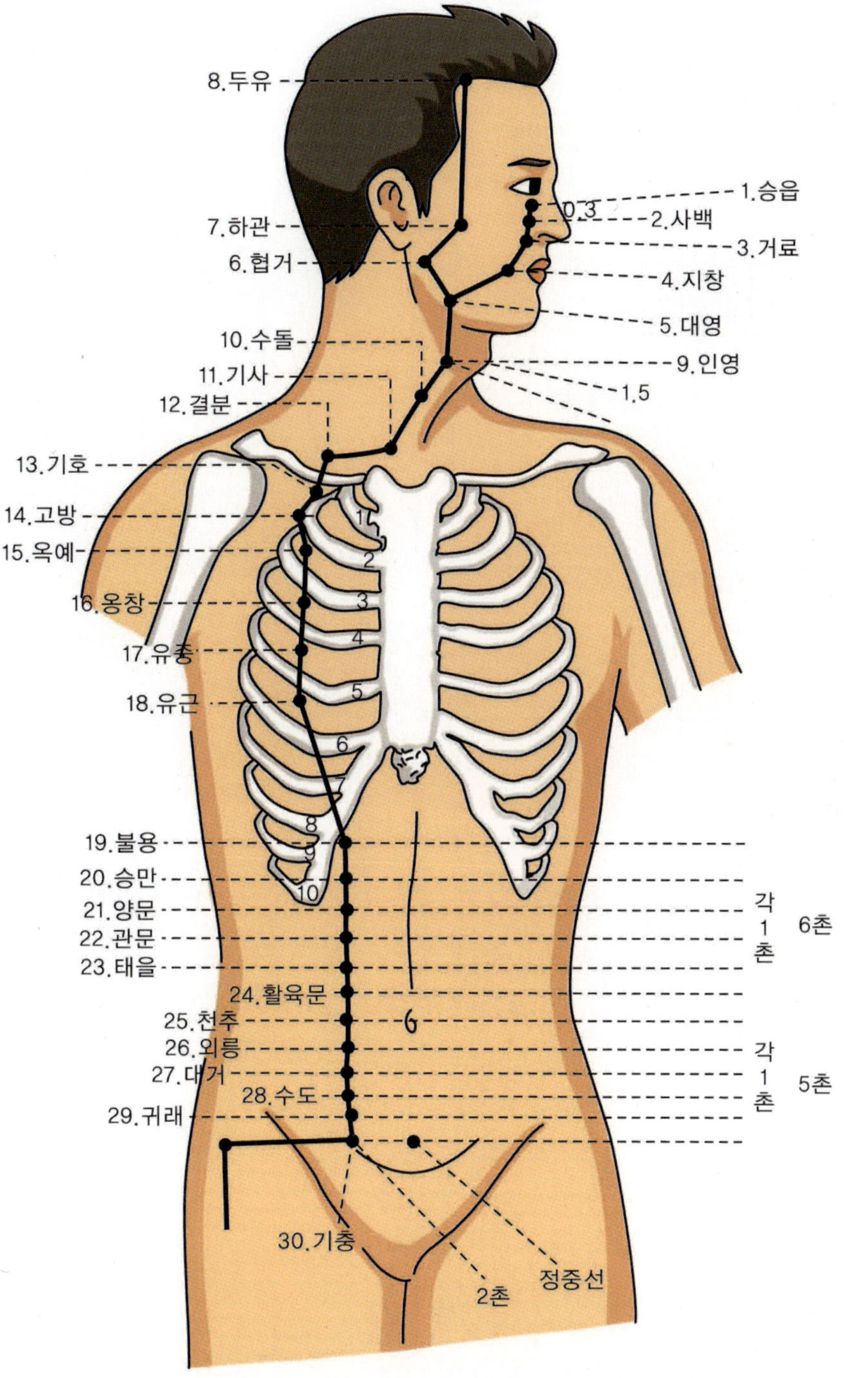

8.두유
1.승읍
0.3
2.사백
7.하관
3.거료
6.협거
4.지창
5.대영
10.수돌
9.인영
11.기사
1.5
12.결분
13.기호
14.고방
15.옥예
16.옹창
17.유중
18.유근
19.불용
20.승만
21.양문
22.관문
23.태을
24.활육문
25.천추
26.외릉
27.대거
28.수도
29.귀래
30.기충
각
1
촌
6촌
각
1
촌
5촌
2촌
정중선

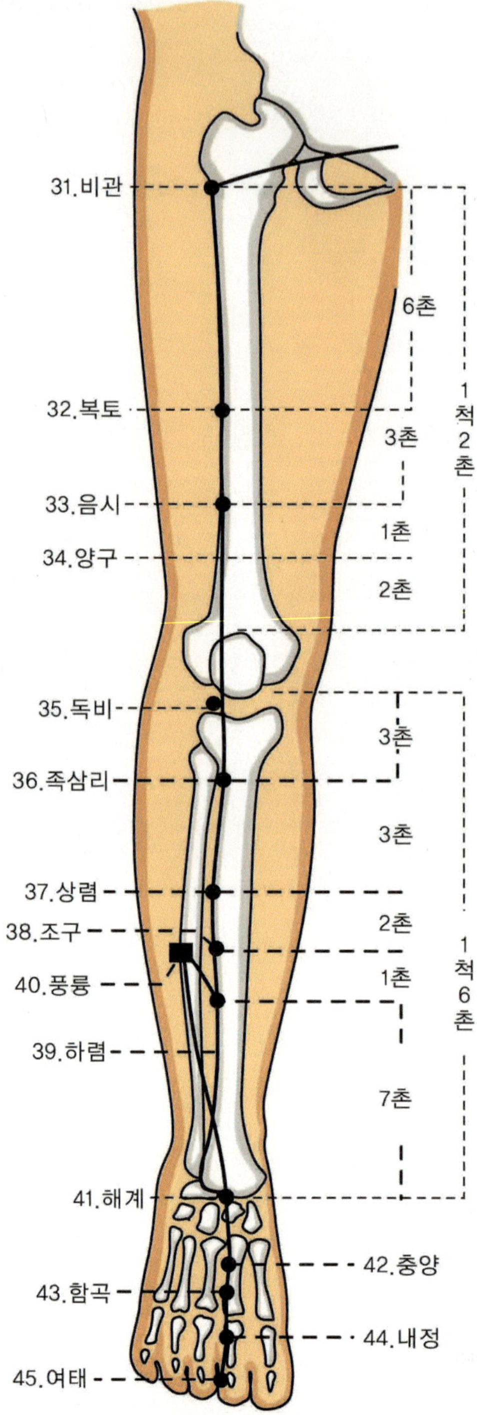
31.비관
6촌
1
척
2
촌
32.복토
3촌
33.음시
1촌
34.양구
2촌
35.독비
3촌
36.족삼리
3촌
37.상렴
2촌
38.조구
1
척
6
촌
1촌
40.풍륭
39.하렴
7촌
41.해계
42.충양
43.함곡
44.내정
45.여태

족태음비경

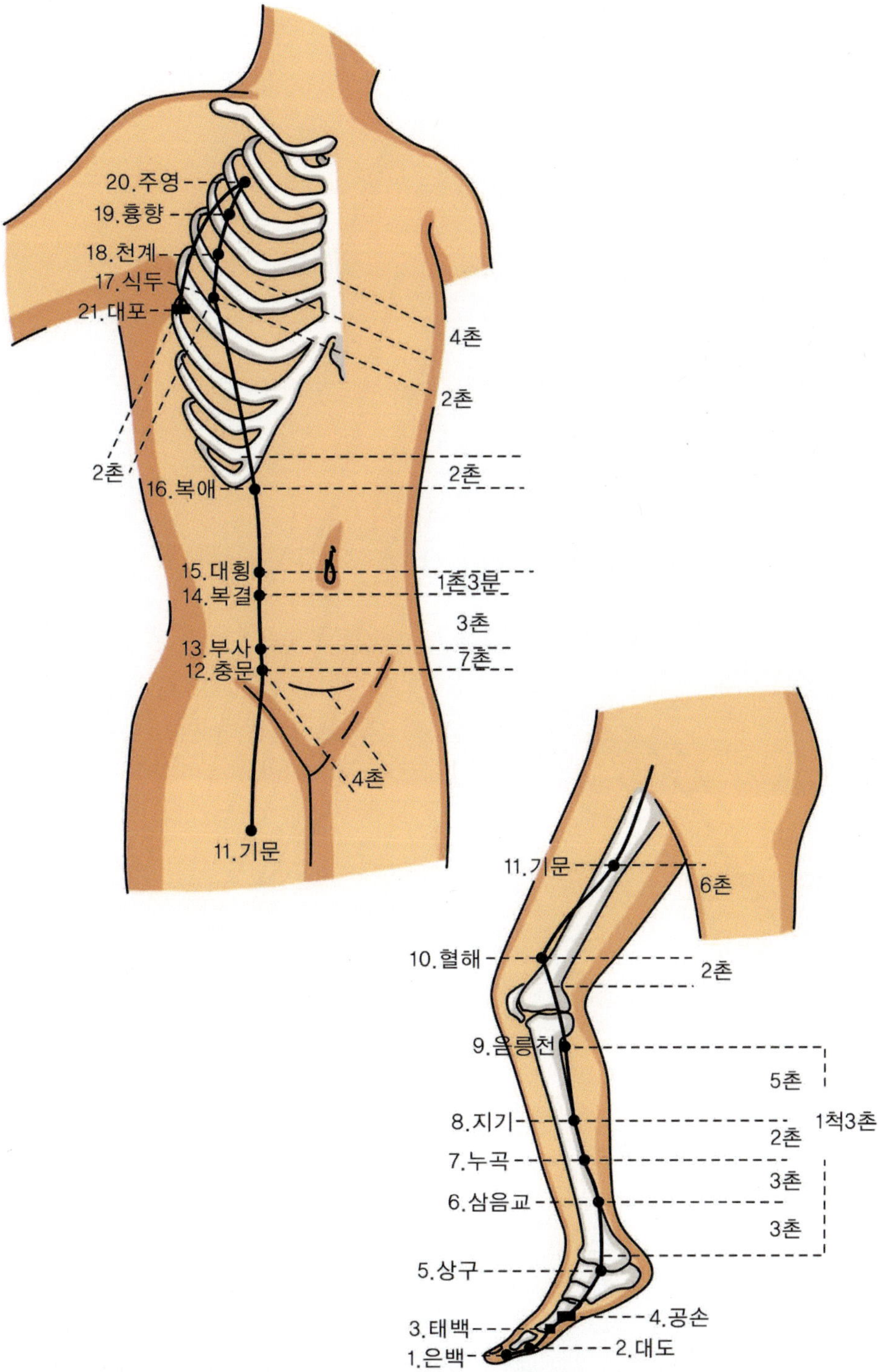
20.주영
19.흉향
18.천계
17.식두
21.대포
4촌
2촌
2촌
2촌
16.복애
15.대횡
14.복결
1촌3분
3촌
13.부사
12.충문
7촌
4촌
11.기문
11.기문
6촌
10.혈해
2촌
9.음릉천
5촌
8.지기
1척3촌
2촌
7.누곡
3촌
6.삼음교
3촌
5.상구
4.공손
3.태백
1.은백
2.대도

수소음심경

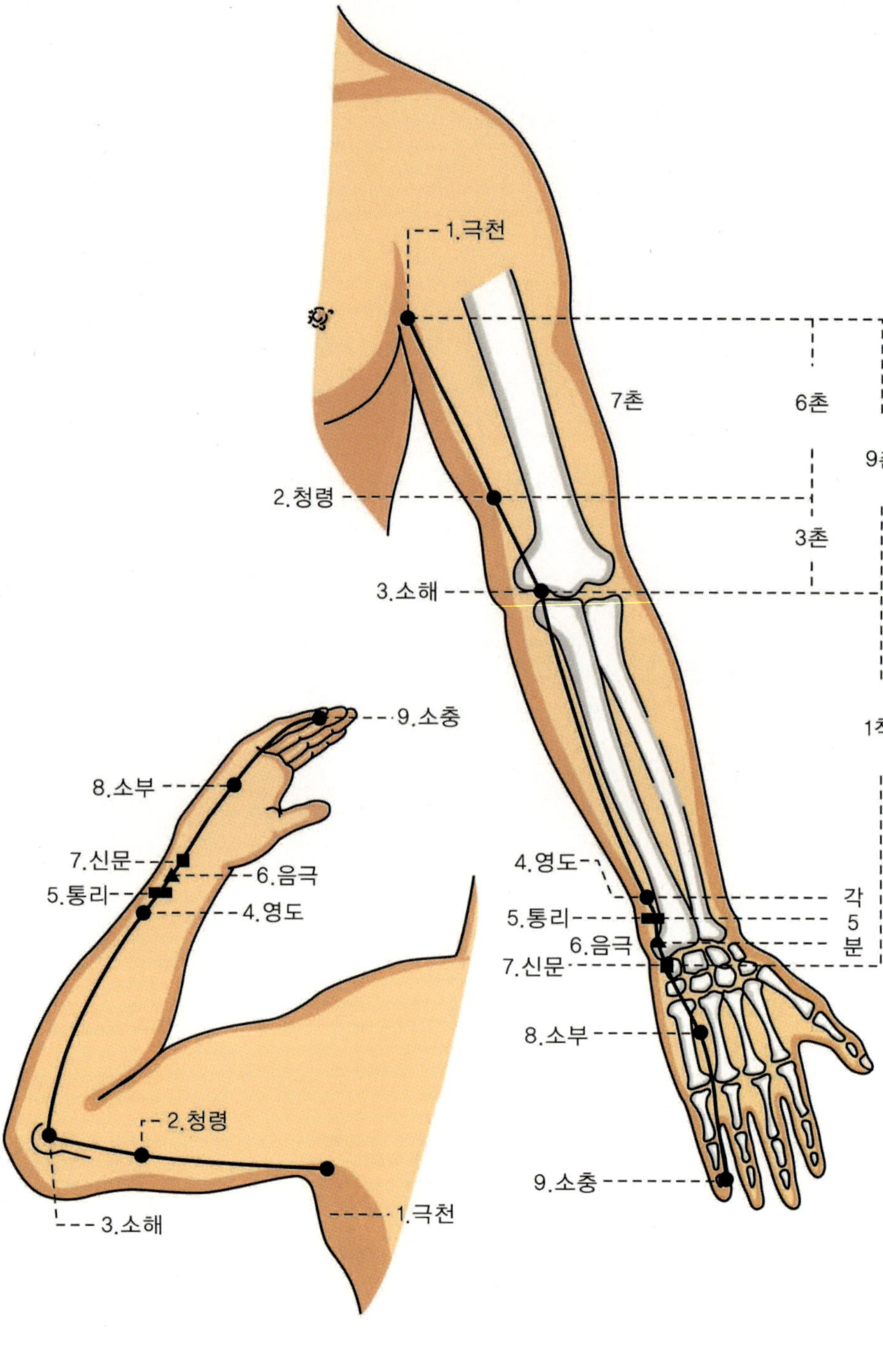

1.극천
7촌
6촌
9촌
2.청령
3촌
3.소해
9.소충
1척
8.소부
7.신문
6.음극
5.통리
4.영도
4.영도
각
5.통리
5
6.음극
분
7.신문
8.소부
2.청령
9.소충
3.소해
1.극천

수태양소장경

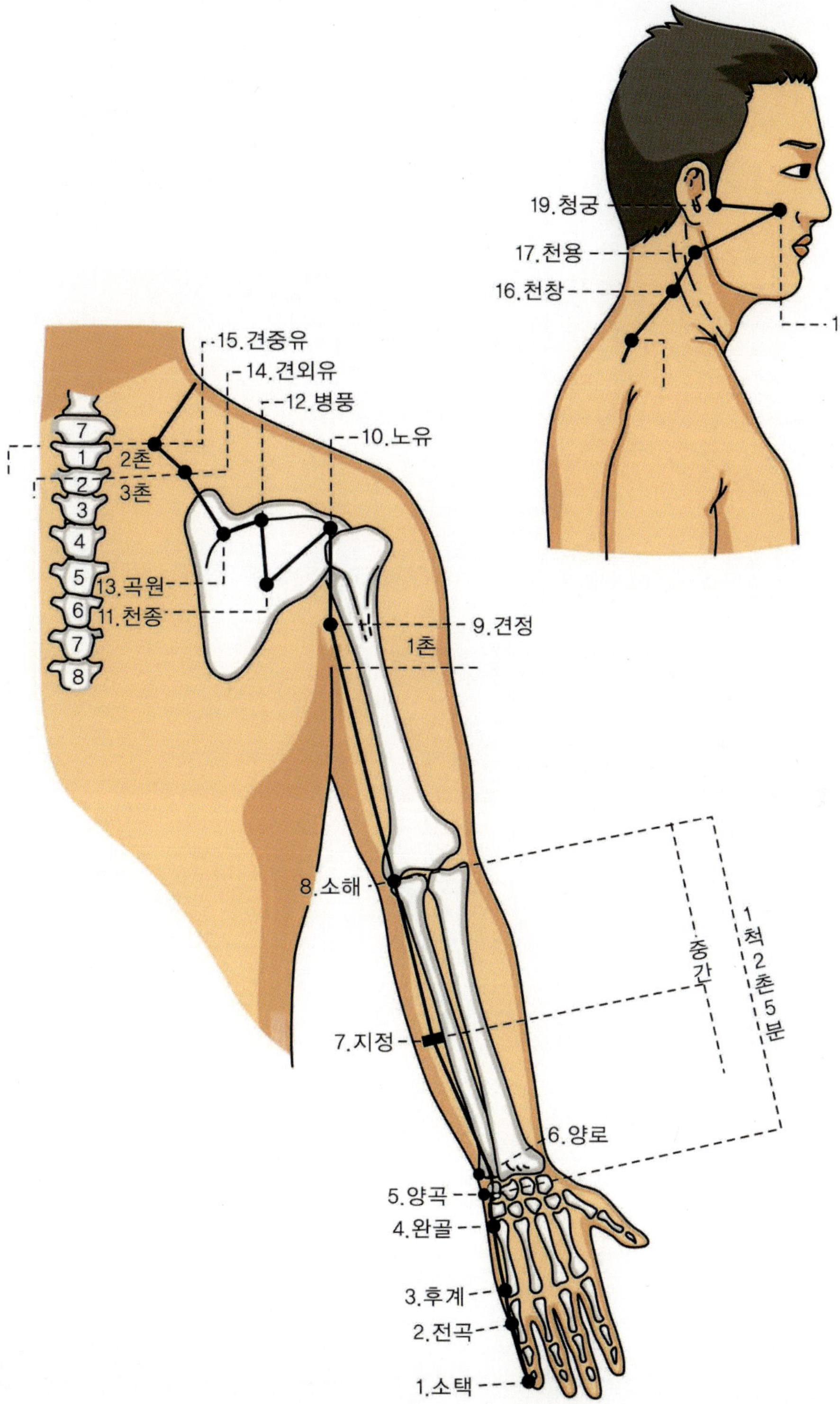

19.청궁
17.천용
16.천창
18.관료
15.견중유
14.견외유
12.병풍
10.노유
2촌
3촌
13.곡원
11.천종
9.견정
1촌
8.소해
중간
1척 2촌 5분
7.지정
6.양로
5.양곡
4.완골
3.후계
2.전곡
1.소택

족태양방광경

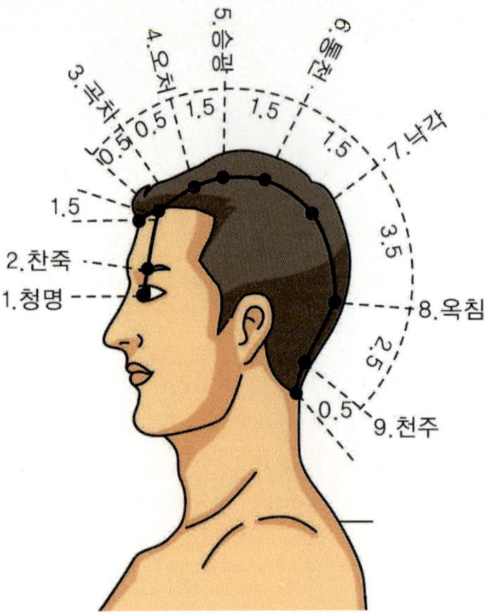

3.곡차
4.오처
5.승광
6.통천
0.5
0.5
1.5
1.5
1.5
1.5
7.낙각
1.5
2.찬죽
1.청명
3.5
8.옥침
2.5
0.5
9.천주

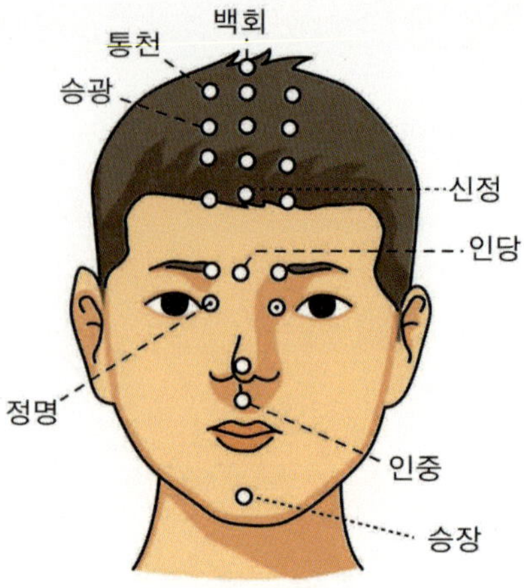

백회
통천
승광
신정
인당
정명
인중
승장

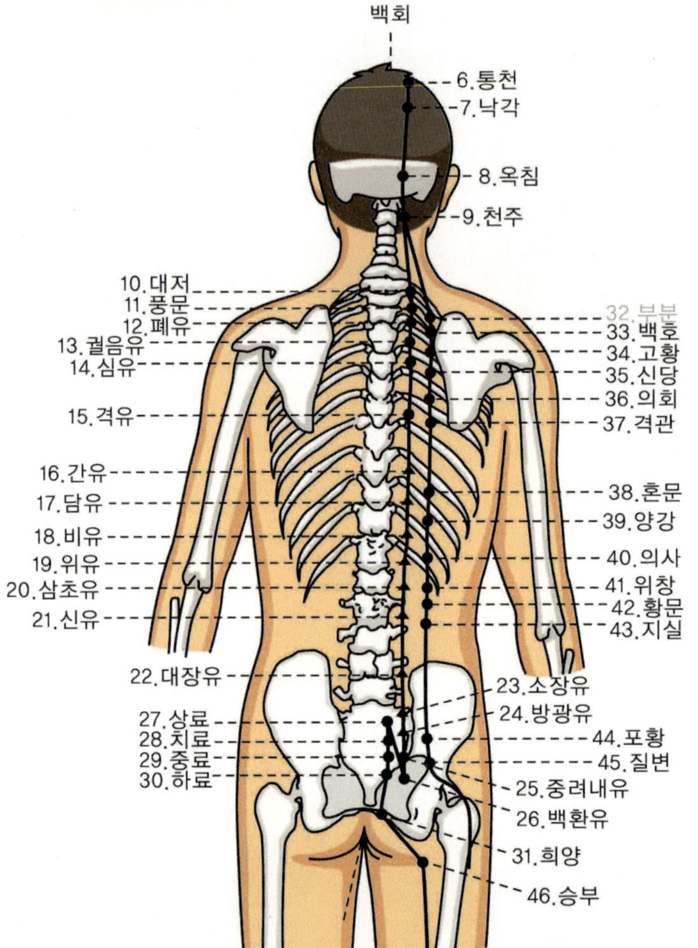

백회
6.통천
7.낙각
8.옥침
9.천주
10.대저
11.풍문
12.폐유
13.궐음유
14.심유
15.격유
16.간유
17.담유
18.비유
19.위유
20.삼초유
21.신유
22.대장유
27.상료
28.차료
29.중료
30.하료
32.부분
33.백호
34.고황
35.신당
36.의회
37.격관
38.혼문
39.양강
40.의사
41.위창
42.황문
43.지실
23.소장유
24.방광유
44.포황
45.질변
25.중려내유
26.백환유
31.회양
46.승부

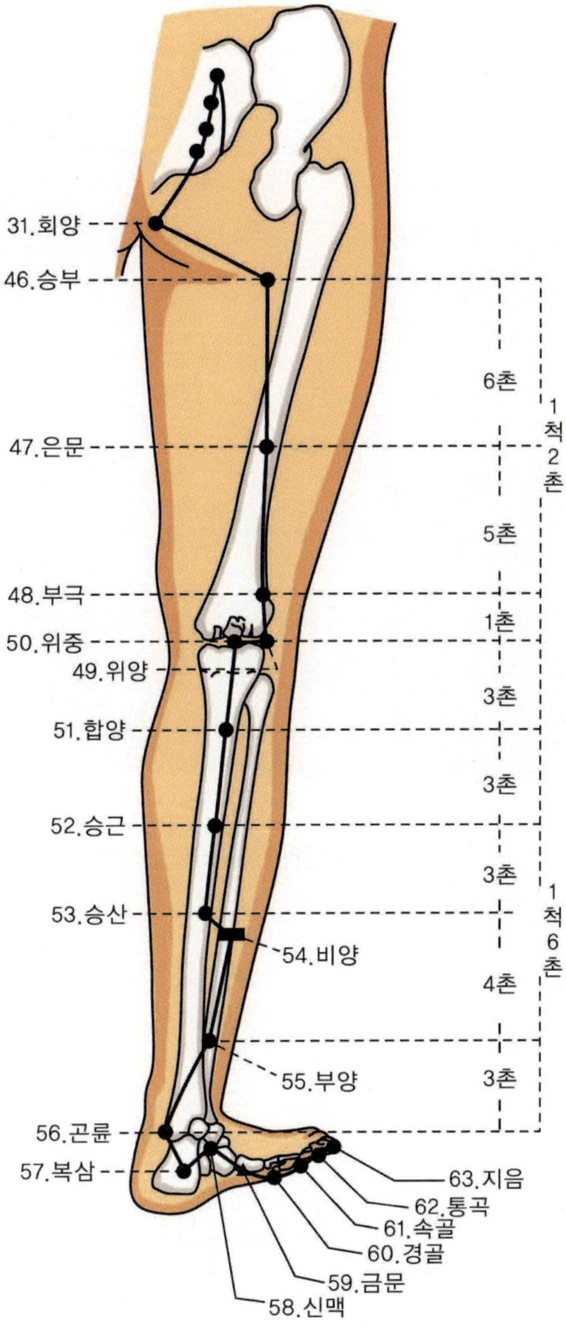
31.회양
46.승부
6촌
1
척
2
촌
47.은문
5촌
48.부극
1촌
50.위중
49.위양
3촌
51.합양
3촌
52.승근
3촌
1
척
6
촌
53.승산
54.비양
4촌
55.부양
3촌
56.곤륜
57.복삼
63.지음
62.통곡
61.속골
60.경골
59.금문
58.신맥

족소음신경

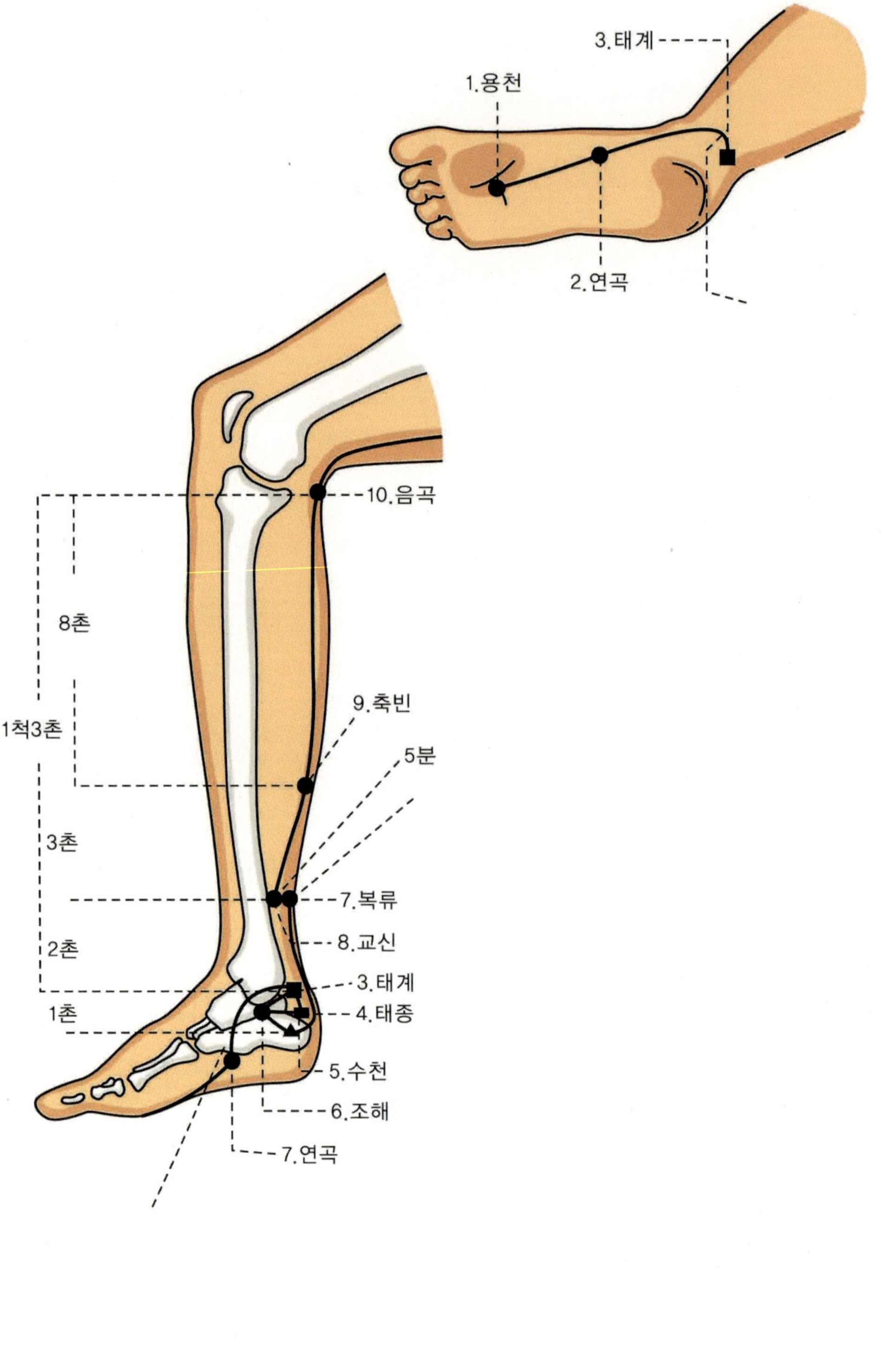
3.태계
1.용천
2.연곡
10.음곡
8촌
9.축빈
1척3촌
5분
3촌
7.복류
8.교신
2촌
3.태계
1촌
4.태종
5.수천
6.조해
7.연곡

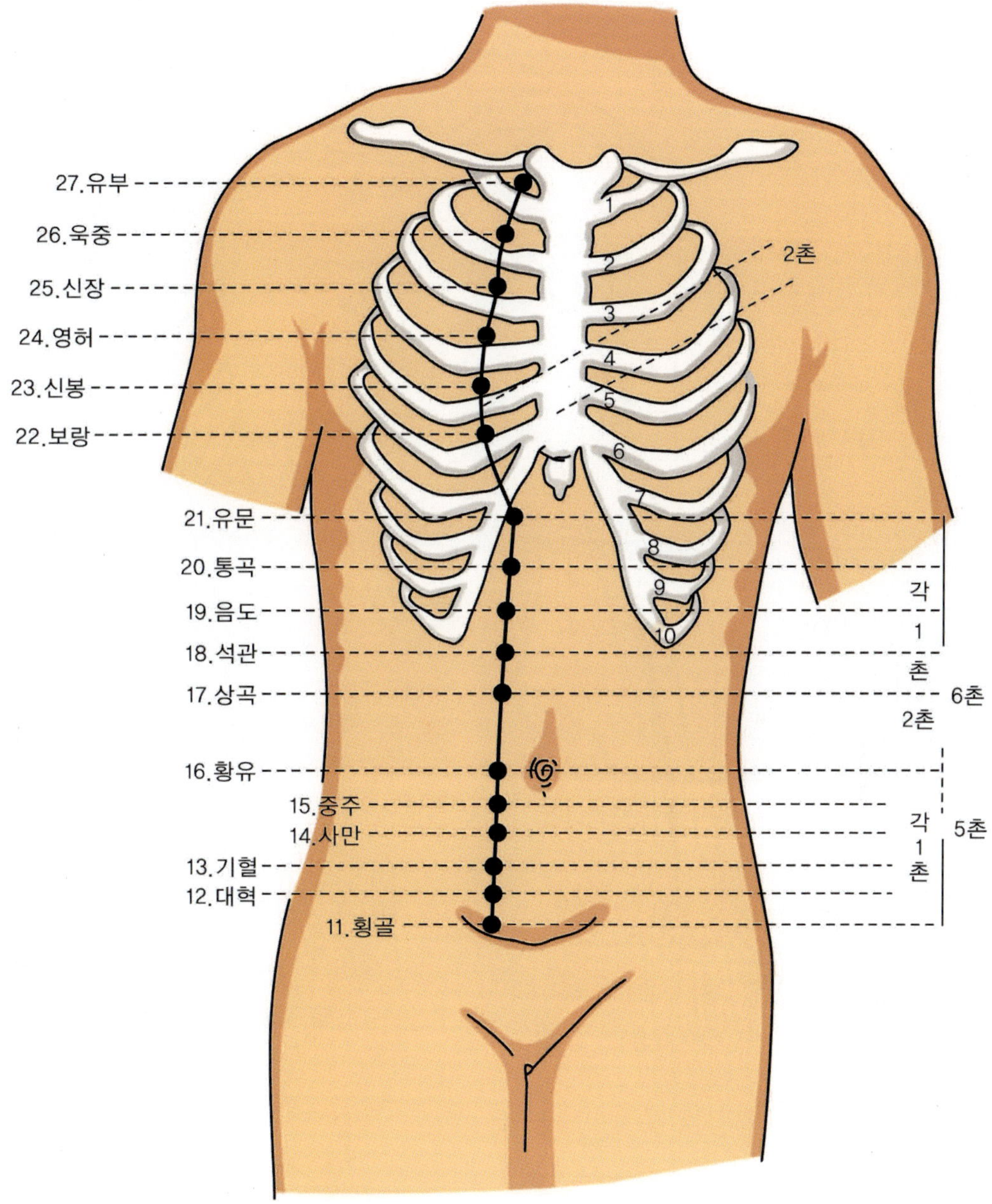
27.유부
26.욱중
25.신장
24.영허
23.신봉
22.보랑
21.유문
20.통곡
19.음도
18.석관
17.상곡
16.황유
15.중주
14.사만
13.기혈
12.대혁
11.횡골
2촌
각 1 촌
6촌
2촌
각 1 촌
5촌

수궐음심포경

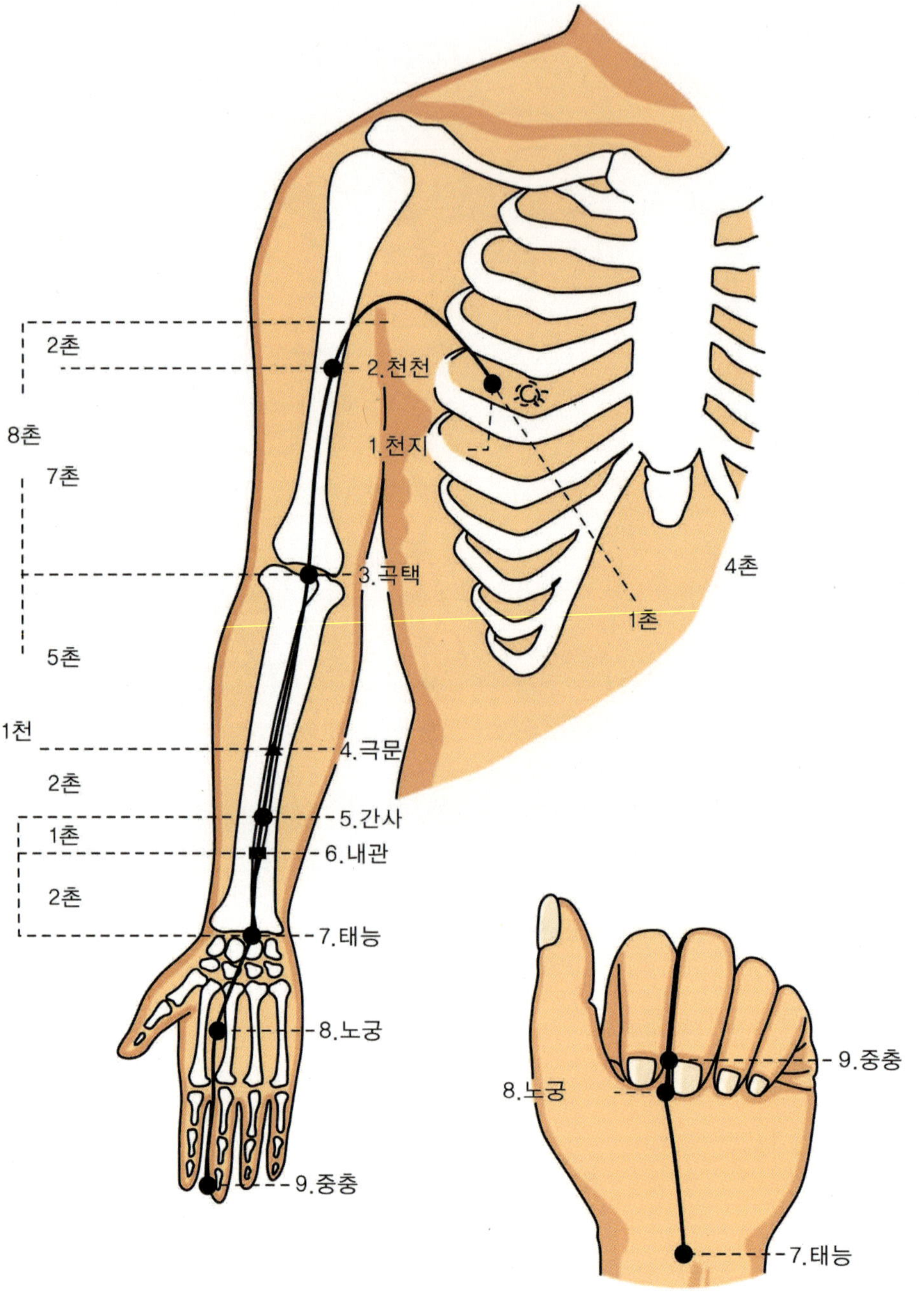

2촌
2.천천
8촌
1.천지
7촌
3.곡택
4촌
1촌
5촌
1천
4.극문
2촌
5.간사
1촌
6.내관
2촌
7.태능
8.노궁
9.중충
9.중충
8.노궁
7.태능

수소양삼초경

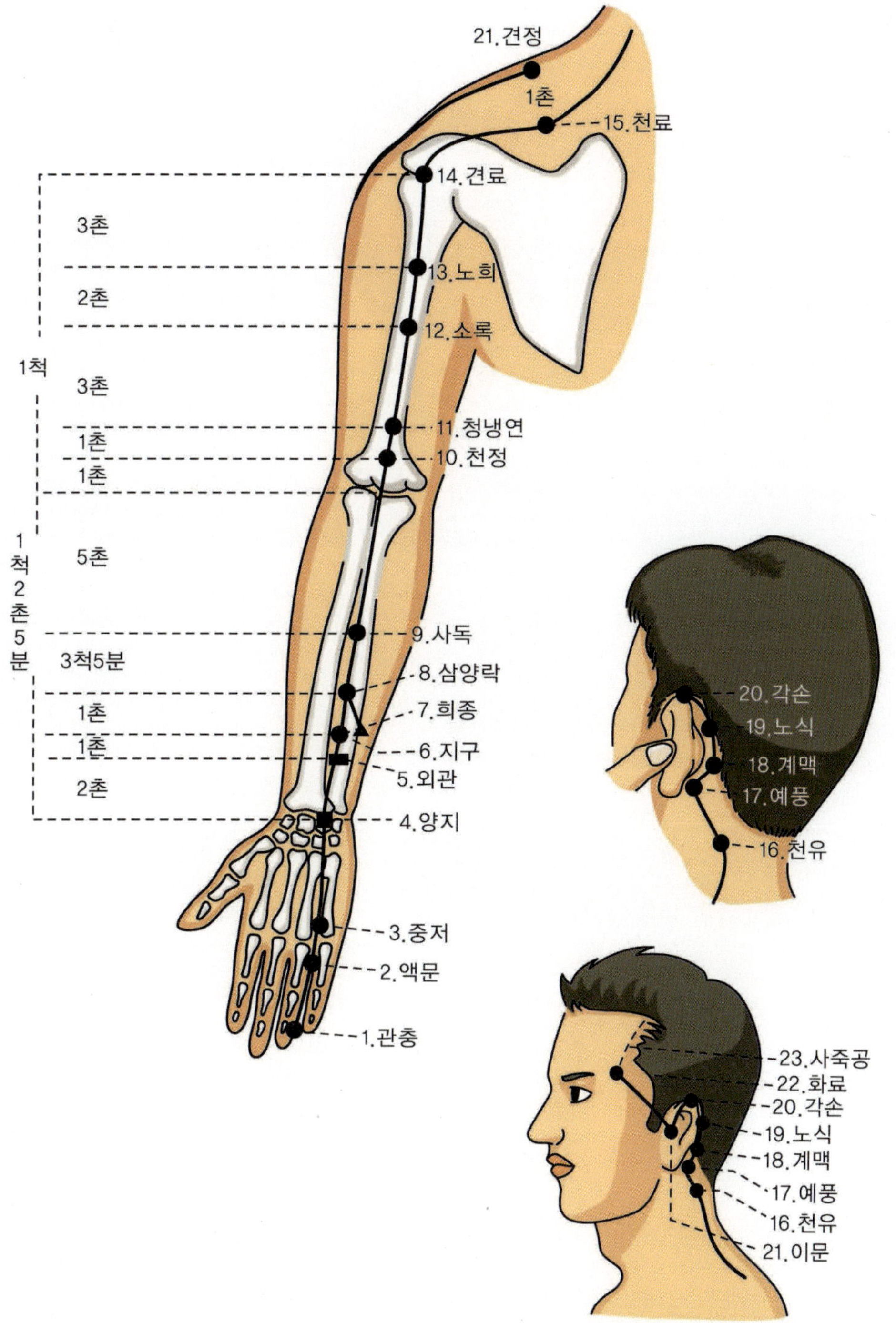
21.견정
1촌
15.천료
14.견료
3촌
13.노회
2촌
12.소록
1척
3촌
11.청냉연
1촌
10.천정
1촌
1척2촌5분
5촌
9.사독
3척5분
8.삼양락
1촌
7.희종
1촌
6.지구
5.외관
2촌
4.양지
3.중저
2.액문
1.관충
20.각손
19.노식
18.계맥
17.예풍
16.천유
23.사죽공
22.화료
20.각손
19.노식
18.계맥
17.예풍
16.천유
21.이문

족소양담경

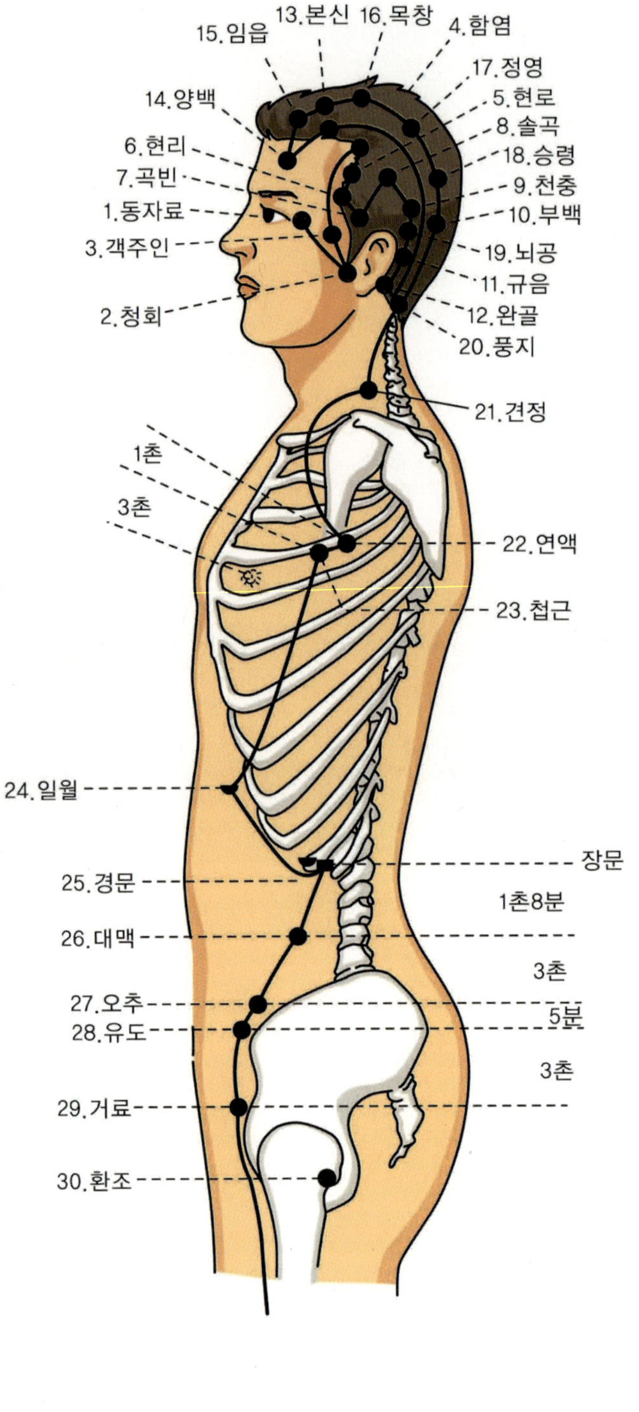
15.임읍
13.본신
16.목창
4.함염
17.정영
14.양백
5.현로
8.솔곡
6.현리
18.승령
7.곡빈
9.천충
1.동자료
10.부백
3.객주인
19.뇌공
11.규음
2.청회
12.완골
20.풍지
21.견정
1촌
3촌
22.연액
23.첩근
24.일월
장문
25.경문
1촌8분
26.대맥
3촌
27.오추
5분
28.유도
3촌
29.거료
30.환조

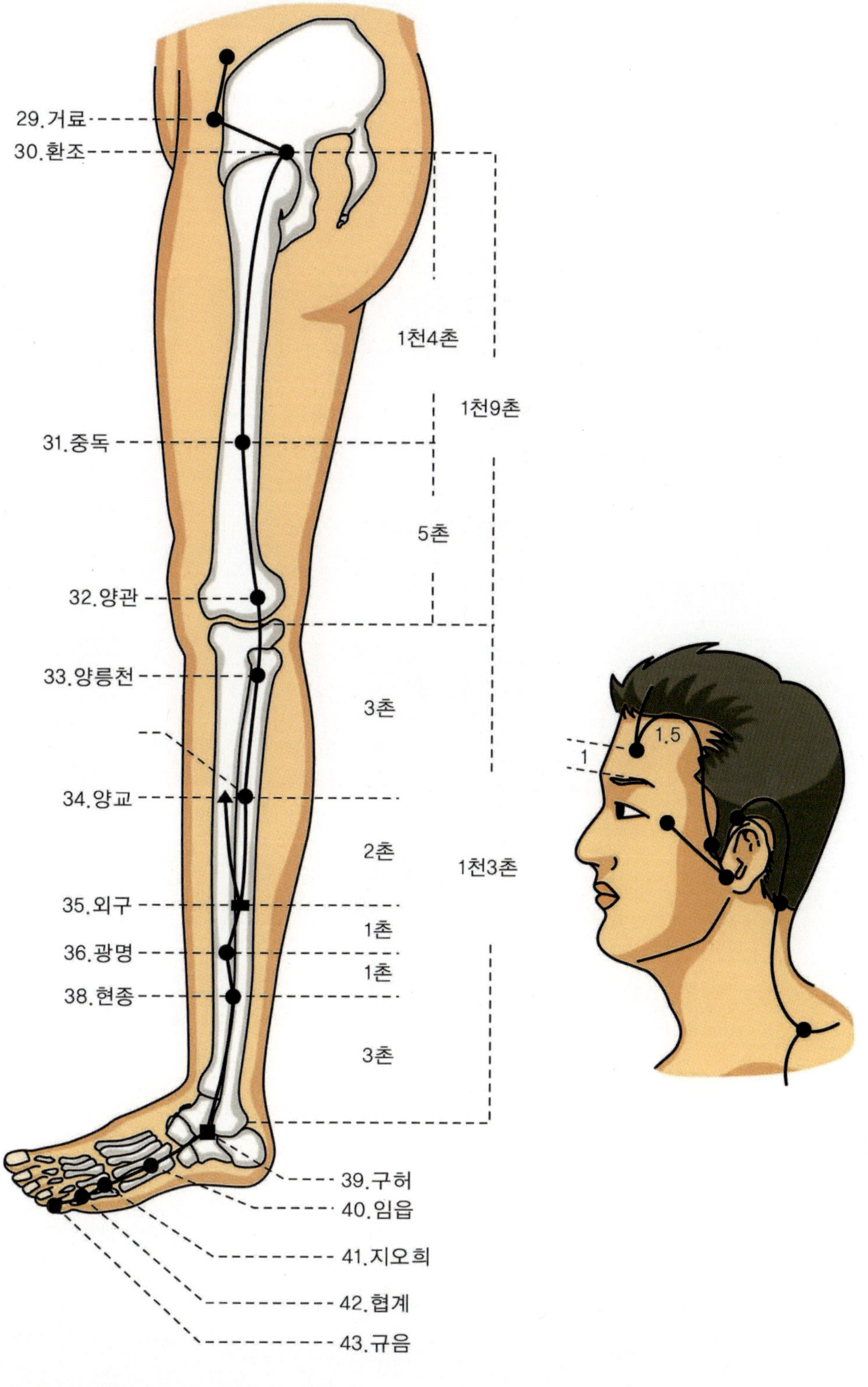
29.거료
30.환조
31.중독
32.양관
33.양릉천
34.양교
35.외구
36.광명
38.현종
39.구허
40.임읍
41.지오희
42.협계
43.규음
1천4촌
1천9촌
5촌
3촌
2촌
1촌
1촌
3촌
1천3촌
1.5
1

족궐음간경

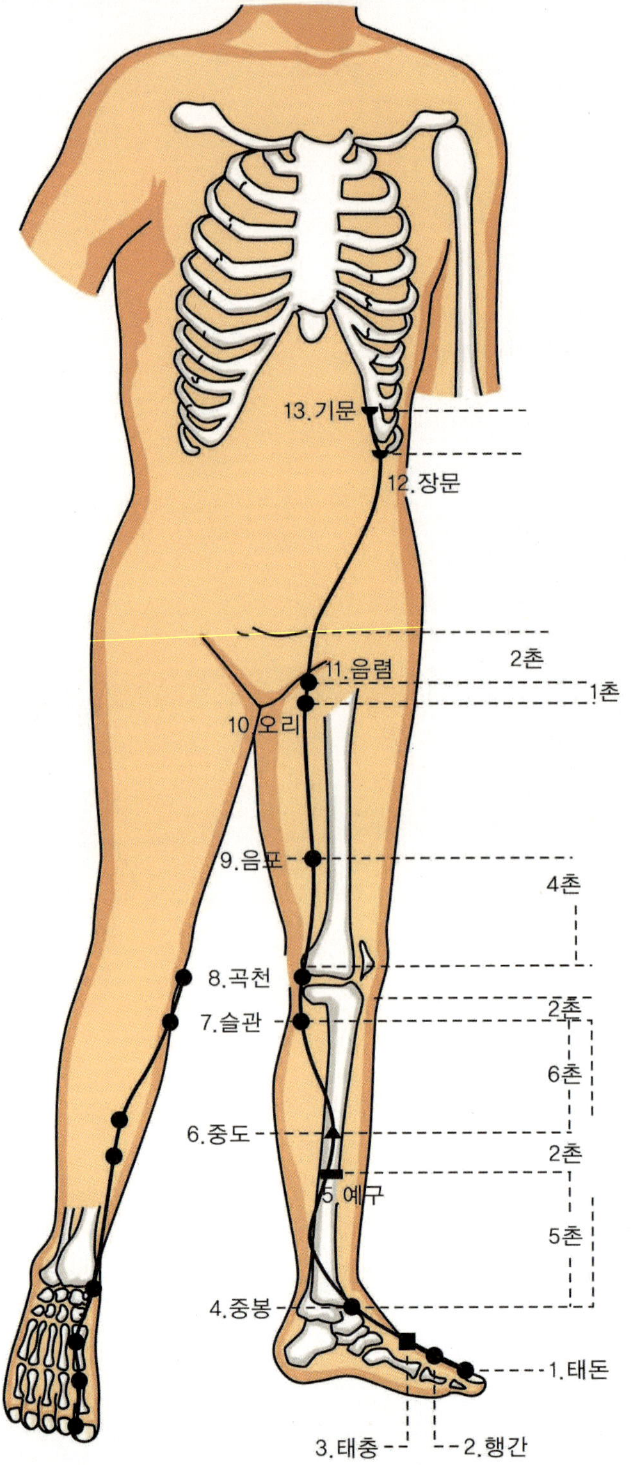
13.기문
12.장문
2촌
11.음렴
1촌
10.오리
9.음포
4촌
8.곡천
2촌
7.슬관
6촌
6.중도
2촌
5.예구
5촌
4.중봉
1.태돈
3.태충
2.행간

임맥

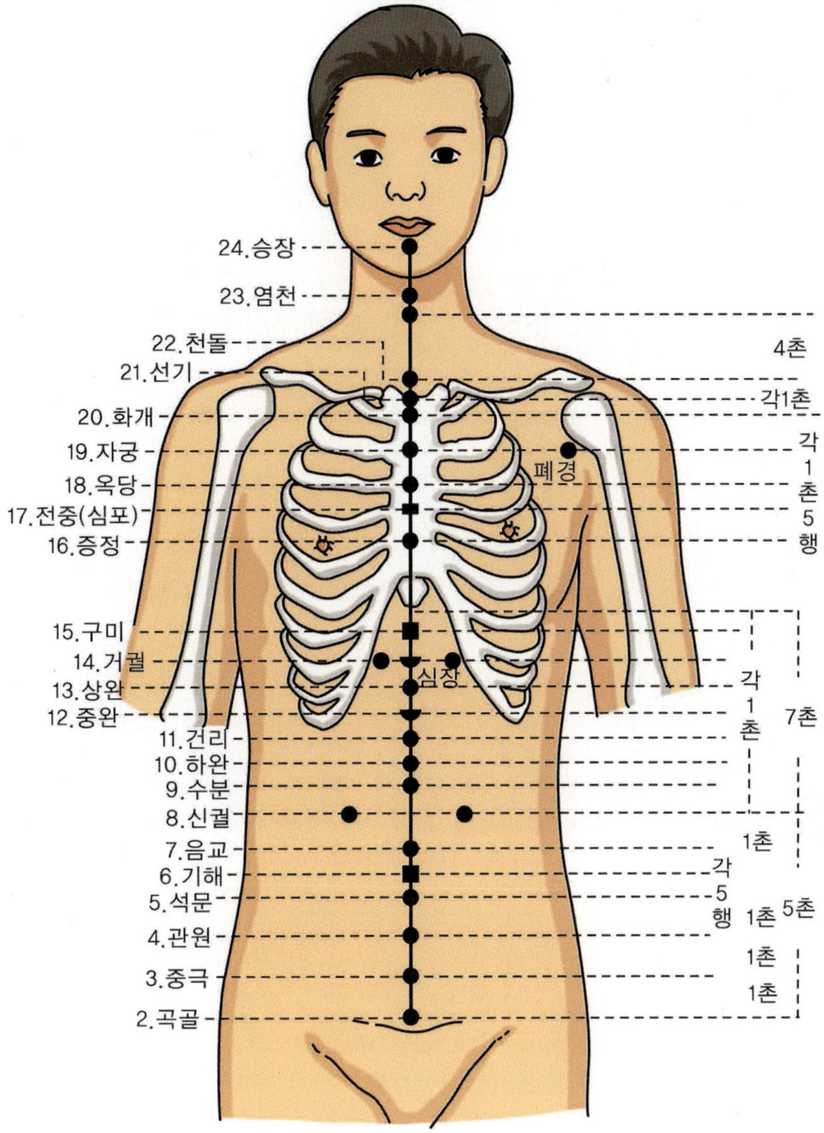
24.승장
23.염천
22.천돌
21.선기
20.화개
19.자궁
18.옥당
17.전중(심포)
16.증정
15.구미
14.거궐
13.상완
12.중완
11.건리
10.하완
9.수분
8.신궐
7.음교
6.기해
5.석문
4.관원
3.중극
2.곡골
4촌
각1촌
각 1 촌 5 행
폐경
심장
각 1 촌
7촌
1촌
각 5 행
1촌
5촌
1촌
1촌

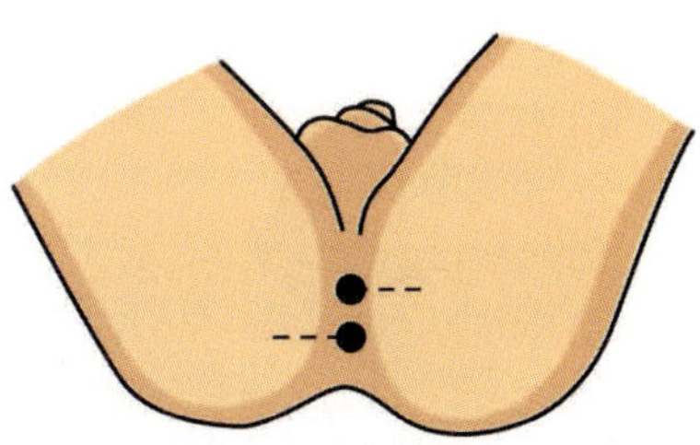

독맥

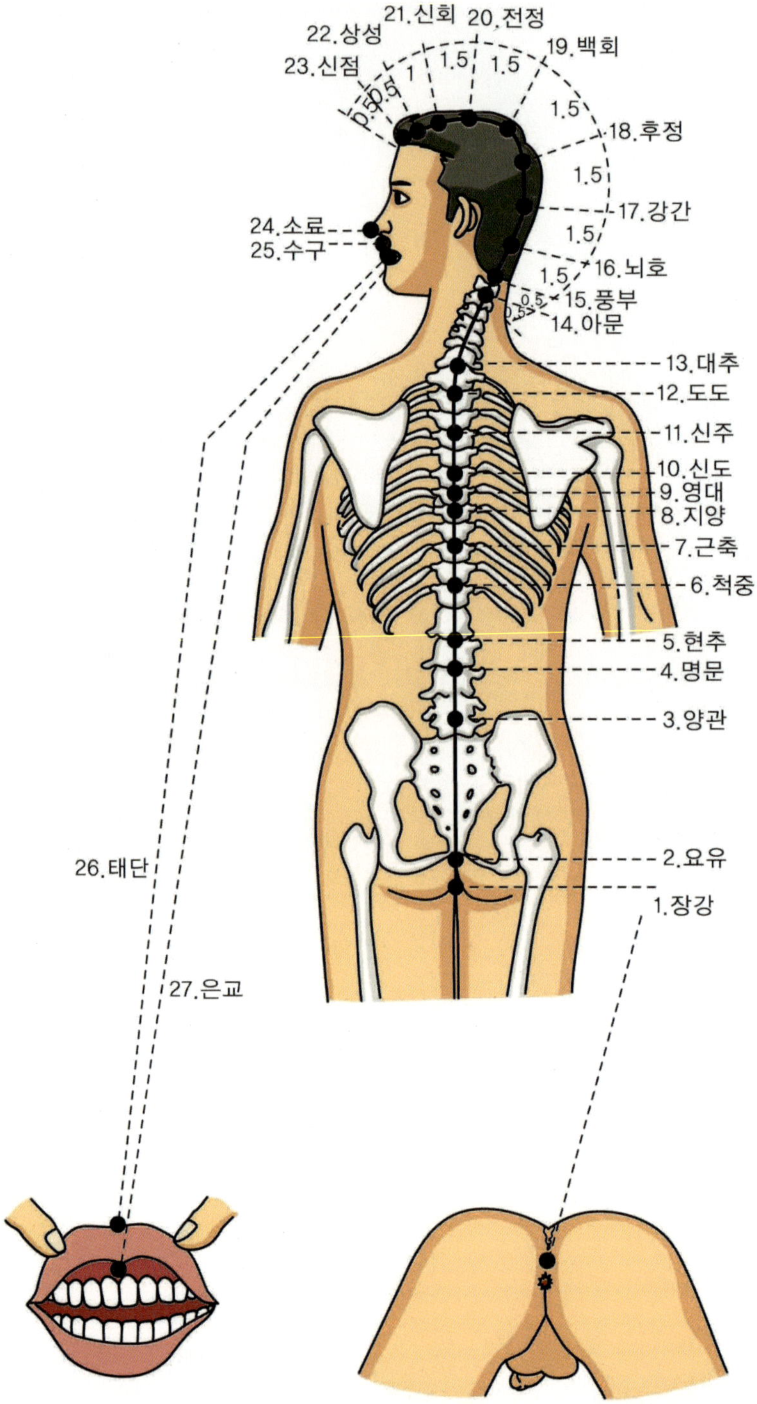
21.신회
20.전정
22.상성
19.백회
23.신점
1.5
1.5
1
0.5
0.5
1.5
18.후정
1.5
24.소료
17.강간
25.수구
1.5
16.뇌호
1.5
15.풍부
0.5
0.5
14.아문
13.대추
12.도도
11.신주
10.신도
9.영대
8.지양
7.근축
6.척중
5.현추
4.명문
3.양관
2.요유
26.태단
1.장강
27.은교